ナース ポケットマニュアル

NURSE POCKET MANUAL

[編集] 北里大学病院看護部

第2版

医学書院

ナースポケットマニュアル

発　行	2017年 5 月 1 日　第 1 版第 1 刷
	2023年 9 月15日　第 1 版第 9 刷
	2024年 2 月 1 日　第 2 版第 1 刷Ⓒ

編　集　北里大学病院看護部

発行者　株式会社 医学書院

　　　　代表取締役　金原　俊

　　　　〒113-8719　東京都文京区本郷 1-28-23

　　　　電話　03-3817-5600（社内案内）

印刷・製本　アイワード

編集協力

別府　千恵　北里大学病院副院長・看護部長

谷口　陽子　北里大学病院副看護部長

執筆者一覧（執筆順）

桐本千恵美　北里大学病院看護部　救急看護認定看護師

重信　　亮　北里大学北里研究所病院看護部
　　　　　　救急看護認定看護師

川上　大輔　北里大学病院看護部　小児救急看護認定看護師

齊藤　耕平　北里大学病院看護部　クリティカルケア認定看護師

森安　恵実　北里大学病院集中治療センター　RST・RRT室
　　　　　　クリティカルケア認定看護師

大谷　尚也　北里大学病院看護部　集中ケア認定看護師・
　　　　　　小児看護専門看護師

内藤　亜樹　北里大学病院看護部　クリティカルケア認定看護師

林　亜希子　北里大学病院看護部　慢性心不全看護認定看護師

伊是名若菜　北里大学病院看護部　呼吸器疾患看護認定看護師

竹内　優子　北里大学病院看護部　糖尿病看護認定看護師

坂本　梅子　北里大学病院看護部　糖尿病看護認定看護師

伊藤　友恵　北里大学病院看護部　摂食嚥下障害看護認定看護師

渡辺　沙織　北里大学病院看護部　皮膚・排泄ケア特定認定看護師

友永　裕美　北里大学病院看護部　皮膚・排泄ケア認定看護師

柳澤健太郎　北里大学病院看護部　脳卒中リハビリテーション
　　　　　　看護認定看護師

西原　知枝　北里大学病院看護部　がん性疼痛看護認定看護師

清宮　美詠　北里大学病院看護部　皮膚・排泄ケア認定看護師

川村美紀子　北里大学北里研究所病院看護部
　　　　　　皮膚・排泄ケア認定看護師

袴田　将嗣　北里大学病院看護部　皮膚・排泄ケア認定看護師

大永　里美　北里大学病院看護部　老人看護専門看護師

白井　教子　北里大学病院看護部　精神看護専門看護師

長内　洋一　北里大学病院看護部　クリティカルケア認定看護師

宮﨑　功介　北里大学病院感染管理室　感染管理認定看護師

髙城由美子　北里大学看護キャリア開発・研究センター
　　　　　　感染管理認定看護師

佐々木顕子　北里大学病院感染管理室　感染管理認定看護師

大川原裕樹　北里大学病院薬剤部　抗菌化学療法認定薬剤師

堀江千恵子　北里大学病院看護部　集中ケア認定看護師

高尾　真紀　北里大学病院看護部　がん化学療法看護認定看護師

君嶋　東　北里大学病院看護部　クリティカルケア認定看護師

谷　幸一　北里大学病院看護部　救急看護認定看護師

山本　未菜　北里大学病院看護部　緩和ケア認定看護師

樽松久美子　北里大学病院看護部　急性・重症患者看護専門看護師

鈴木　壮　北里大学病院看護部　クリティカルケア認定看護師

2版の序

情報社会の中では，医療情報も簡単にインターネットから手に入れることができます．しかし，その情報は絶対に正しいといえるでしょうか？フェイクニュースが氾濫し，エビデンスのない情報が蔓延しているのも現実です．私達は，医療に携わる専門職として仕事をしています．プロとしてそういった情報をうのみにし，活用するわけにはいきません．

本書は，北里大学病院の認定看護師と専門看護師が中心となり，スペシャリストとして日々最善の看護を提供するために活用している知識，経験に基づいた看護の視点などを盛り込みつつ，さまざまな分野の最新かつエビデンスのある情報を掲載しています．そして，ネット検索に見合うように，即時性・簡便性を重視し，持ち歩けるハンドブックになっています．

本書をポケットに入れておけば，急変などの思わぬ事態への対応や，あまり対応することのなかった患者様の疾患・症状などの情報に，ほしいときにすぐに当たることができます．また，臨床現場で頻繁に参照されるスケールやデータなどの情報も，その場で手軽にチェックすることができます．

本書が，皆様が安全で質の高い看護を提供するための一助になると確信しています．新人看護師の皆様が自信をもって看護を提供するために，また先輩看護師の方が自信をもって後輩教育を行うために，ご活用いただければ幸いです．

刊行にあたり，北里大学病院の集中治療センターRST・RRT室，感染管理室，薬剤部，北里大学北里研究所病院看護部，北里大学看護キャリア開発・研究センターの方々にもご協力いただきましたこと感謝申し上げます．

2024 年 1 月

北里大学病院
看護研修・教育センター
谷口陽子

目次

装丁・デザイン　hotz design inc.

一次救命処置 (BLS)

医療用 BLS アルゴリズム

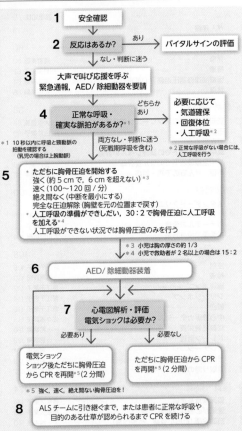

1 安全確認

2 反応はあるか？ ── あり ──▶ バイタルサインの評価

なし・判断に迷う

3 大声で叫び応援を呼ぶ
緊急通報，AED/ 除細動器を要請

4 正常な呼吸・確実な脈拍があるか？*1 ── どちらかあり ──▶ 必要に応じて
・気道確保
・回復体位
・人工呼吸 *2

両方なし・判断に迷う
（死戦期呼吸を含む）

*1 10 秒以内に呼吸と頸動脈の拍動を確認する（乳児の場合は上腕動脈）

*2 正常な呼吸がない場合には，人工呼吸を行う

5
・ただちに胸骨圧迫を開始する
強く（約 5 cm で，6 cm を超えない）*3
速く（100〜120 回 / 分）
絶え間なく（中断を最小にする）
完全な圧迫解除（胸壁を元の位置まで戻す）
・人工呼吸の準備ができしだい，30：2 で胸骨圧迫に人工呼吸を加える *4
人工呼吸ができない状況では胸骨圧迫のみを行う

*3 小児は胸の厚さの約 1/3
*4 小児で救助者が 2 名以上の場合は 15：2

6 AED/ 除細動器装着

7 心電図解析・評価
電気ショックは必要か？

必要あり

必要なし

電気ショック
ショック後ただちに胸骨圧迫から CPR を再開*5（2 分間）

ただちに胸骨圧迫から CPR を再開*5（2 分間）

*5 強く，速く，絶え間ない胸骨圧迫を！

8 ALS チームに引き継ぐまで，または患者に正常な呼吸や目的のある仕草が認められるまで CPR を続ける

ALS：二次救命処置，CPR：心肺蘇生，AED：自動体外式除細動器

（一般社団法人日本蘇生協議会監：JRC 蘇生ガイドライン 2020．p51，医学書院，2021）

気道確保

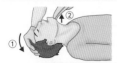

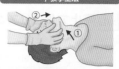

患者の額に手を当てて後屈させ（①），もう一方の手の中指と示指を下顎のあご先中央の骨の部分に当て，あご先を挙上する（②）

母指以外の4本の指で下顎角を引き上げるように把持する（①）．唇が閉じてしまう場合には，母指で下唇を押し下げる（②）

★ 口腔内に異物や吐物があれば，示指と中指で口腔内をぬぐい，取り除く．吸引器があれば，それを用いて取り除く

胸骨圧迫

圧迫位置

胸骨の下半分で，胸の真ん中を圧迫する

手の組み方

指を組む方法

指を伸ばす方法

圧迫方法

両肩が患者の胸部の真上にくるようにし，肘をまっすぐにして圧迫部位に垂直に体重をかけるようにする

人工呼吸

2人で実施する
バッグバルブマスクによる人工呼吸法

両手の母指と示指でマスクを密着させ，残りの3指で下顎挙上する（EC法，右図）

患者の胸部が挙上するくらいの吹き込み量でバッグを約1秒かけて加圧する

EC法

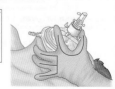

9

二次救命処置 (ALS)

心停止アルゴリズム

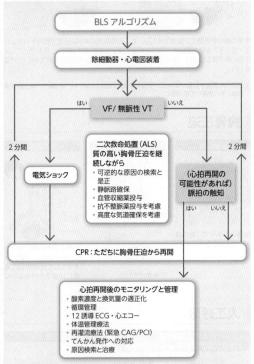

BLS：一次救命処置，VF：心室細動，VT：心室頻拍，CPR：心肺蘇生，CAG：冠動脈造影，
PCI：経皮的冠動脈インターベンション

（一般社団法人日本蘇生協議会監：JRC 蘇生ガイドライン 2020. p50, 医学書院, 2021）

気管挿管の必要物品

- □ 気管チューブ：6.5〜8.5 mm を 0.5 mm 間隔でそろえておくと確実
- □ 喉頭鏡：マッキントッシュ型 No.1〜4 のサイズを準備するのが一般的
- □ スタイレット：あらかじめ J 字状の弯曲をつけておくとよい
- □ 気管チューブ用ゼリー
- □ 10 mL シリンジ
- □ バイトブロック
- □ 固定用テープ（またはチューブホルダー）
- □ 吸引セット
- □ バッグバルブマスク（リザーバー付）
- □ その他（エアウェイスコープ，ガムエラスティックブジーなど）

〈気管挿管できない場合（上下顎骨骨折など）〉

外科的な気道確保（輪状甲状膜穿刺キット）を行う

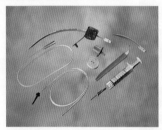

(輪状甲状膜穿刺キットミニトラックⅡセルジンガーキット：スミスメディカル・ジャパン写真提供)

気管チューブのサイズ

年齢（歳）	内径（mm）	年齢	内径
0〜1 か月	2.0〜3.0	9〜10	6.0〜6.5
1〜6 か月	3.0〜3.5	11〜13	6.5〜7.0
6〜12 か月	3.0〜4.0	14〜15	6.5〜7.5
1〜2	3.5〜4.5	16〜17	7.0〜8.5
3〜4	4.0〜5.0	成人（女性）	7.5〜8.5
5〜6	5.0〜5.5	成人（男性）	8.0〜9.0
7〜8	5.5〜6.5		

★数値はあくまで目安

急変時の SBAR 報告

SBAR を用いた報告・応援要請

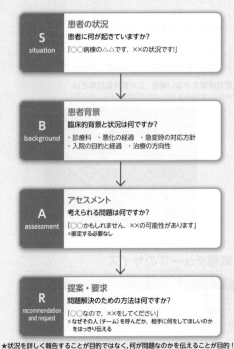

S situation
患者の状況
患者に何が起きていますか？
「○○病棟の△△です．××の状況です！」

B background
患者背景
臨床的背景と状況は何ですか？
・診療科 ・悪化の経過 ・急変時の対応方針
・入院の目的と経過 ・治療の方向性

A assessment
アセスメント
考えられる問題は何ですか？
「○○かもしれません．××の可能性があります」
※断定する必要なし

R recommendation and request
提案・要求
問題解決のための方法は何ですか？
「○○なので，××をしてください」
※なぜその人（チーム）を呼んだか，相手に何をしてほしいのか
　をはっきり伝える

★状況を詳しく報告することが目的ではなく，何が問題なのかを伝えることが目的！

チェック項目

応援要請

□ 大きな声で人を呼ぶ

□ 蘇生チームにコールする（　　　　番）

□ 必要時は胸骨圧迫を開始する

必要物品の準備

□ 救急カート（挿管準備を含む）　　　□ 人工呼吸器

□ DC　　　　　　　　　　　　　　□ 心電図モニター

□ 吸引　　　　　　　　　　　　　　□ 背板

□ 酸素チューブ　　　　　　　　　　□ 記録用紙

□ バッグバルブマスク　　　　　　　□ 静脈ルートを確認

環境整備

□ 不要なものは片づける　　　　　　□ ベッドの位置調整

□ 部屋の照明を明るく　　　　　　　□ ヘッドボードの除去

□ 背板の挿入　　　　　　　　　　　□ 枕の除去

□ エアマットを CPR モードに

確認・連絡事項

□ 患者の治療方針（DNAR など）

□ 受け持ち医師への連絡

□ 家族への連絡

□ 必要時 ME 科，手術室など他部署への連絡

(北里大学病院救命救急・災害医療センター，一部改変)

★状況が落ち着いてからでもよいので，もれがないかを確認する！

意識障害

JCS (Japan Coma Scale, 3-3-9 度方式)

0	意識清明

Ⅰ 刺激しないでも覚醒している状態

1	だいたい意識清明だが，いまひとつはっきりしない
2	見当識障害がある
3	自分の名前，生年月日が言えない

Ⅱ 刺激すると覚醒し，刺激をやめると眠り込む状態

10	ふつうの呼びかけで開眼する
20	大きな声，または身体を揺さぶることにより開眼する
30	痛み刺激を加え，呼びかけを繰り返すと，かろうじて開眼する

Ⅲ 刺激しても覚醒しない状態

100	痛み刺激に対し，払いのけるような動作をする
200	痛み刺激で少し手足を動かしたり，顔をしかめる
300	痛み刺激に反応しない

R：不穏（restlessness），I：尿失禁（incontinence），A：無動無言症（akinetic mutism），失外套状態（apallic state）がある場合には，スケールの後にそれぞれR，I，Aをつける．例Ⅲ-100-R など

GCS (Glasgow Coma Scale)

開眼 E (eye opening)

4	自発的に開眼する
3	呼びかけにより開眼する
2	痛み刺激により開眼する
1	まったく開眼しない

最良言語反応 V(best verbal response)

5	見当識あり
4	混乱した会話
3	混乱した言葉
2	理解不明の音声
1	まったくなし

最良運動反応 M(best motor response)

6	命令に従う
5	疼痛部を認識する
4	痛みに対して逃避する
3	異常屈曲
2	伸展する
1	まったくなし

開眼 (E)，言語 (V)，運動 (M) の3項目に分けて評価する．それぞれの評点に応じて，E4V4M5 などと記載する

★ JCS：評価が簡便であるため，すみやかな対応を求められる場面で有利
★ GCS：重症度の区別が可能．連続整数であり，国際的に利用されているため，データ利用で有利

瞳孔の正常と異常所見

正常
- 3〜4 mm
- 左右差なし
- 形は正円

両側縮瞳（軽度）
- 2〜3 mm
- 対光反射（+）
- 低血糖などの代謝異常，間脳障害

両側縮瞳（重度）
- 2 mm 以下
- 対光反射（+）
- 橋出血，脳幹部梗塞，モルヒネなどの中毒

中間位
- 4〜5 mm
- 形は不正円形
- 対光反射（−）
- 中脳障害

両側散瞳
- 5〜6 mm
- 対光反射（−）：重度の低酸素状態
- 対光反射（+）：交感神経作動薬の可能性

一側性の散瞳：瞳孔不同
- 左右で 0.5mm 以上の差
- 動眼神経麻痺，脳浮腫や出血などの頭蓋内圧亢進

意識状態を確認するときの刺激の与え方

眼窩上縁を母指で圧迫する

爪甲部を圧迫する

胸骨部を手拳で圧迫する

ショック

ショックの定義と分類

1) 定義

ショックとは，急性全身性末梢循環不全によって臓器や組織に十分な血液を供給できず，細胞が機能障害を起こしたために生じる症状や徴候の総称．
ショック＝血圧低下ではない

2) 分類

分類	疾患
循環血液量減少性ショック	出血，体液喪失など
心原性ショック	心筋梗塞，心筋炎，弁膜症，不整脈など
心外閉塞・拘束性ショック	心タンポナーデ，収縮性心膜炎，肺塞栓，緊張性気胸など
血液分布不均衡性ショック	感染症，敗血症，アナフィラキシー，神経原性など

ショックの5つの症状 (5P)

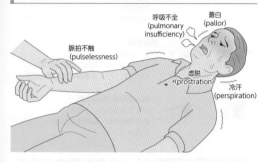

脈拍不触
(pulselessness)

呼吸不全
(pulmonary insufficiency)

蒼白
(pallor)

虚脱
(prostration)

冷汗
(perspiration)

POINT ショックの特徴や対応を知る

- ショックでは末梢循環不全によって臓器や組織に十分な血液（酸素）供給が行われない結果，嫌気性代謝が亢進し，乳酸値が増加する

- 出血による循環血液量減少性ショックでは体液喪失から，低体温，アシドーシス，凝固異常を呈し，出血量の増大をきたすため，積極的加温を行う

16

各ショックの特徴と対応時の輸液・薬剤，処置

分類		特徴	対応時の輸液・薬剤，処置
循環血液量減少性ショック		循環血液量減少，心拍数増加，冷感，蒼白，尿量減少	乳酸リンゲル液，代用血漿，血漿・全血輸血，体温保持（積極的加温），外科的止血術など
血液分布不均衡性ショック	アナフィラキシーショック	血管容量増大，血管抵抗低下，血管透過性亢進	アドレナリン，ステロイド，ヒスタミン阻害薬投与など
	敗血症性ショック	末梢血管拡張，末梢組織酸素需要増大，血管透過性亢進	感染源の外科的治療，抗菌薬投与，ノルアドレナリン，ドブタミン，ドパミン投与など
	神経原性ショック	血管容量増大，血管抵抗低下	ノルアドレナリン，アトロピン（徐脈），乳酸リンゲル液投与など
心原性ショック		心機能（収縮能）障害，前後負荷増大	心機能評価（スワン-ガンツ・カテーテルなど），心機能維持（ドブタミン，ドパミンなどの投与），不整脈治療，後負荷軽減（血管拡張薬投与など），前負荷軽減（利尿薬投与など）
心外閉塞・拘束性ショック		心機能（拡張能）障害，後負荷増大	心タンポナーデ：心嚢穿刺，緊張性気胸：胸腔穿刺，肺塞栓：血栓溶解，カテーテル的血栓吸引，外科的血栓除去

★ショックの対応は，病態や原因によりそれぞれ異なる
★共通して行う治療としては，気道確保や換気補助，適切な酸素化，補液・薬剤投与などの循環補助（静脈路などの確保）があり，適切な準備・実施・評価が求められる

ショックスコア：ショックの重症度評価

スコア	0	1	2	3
収縮期血圧 (BP) mmHg	100 ≦ BP	80 ≦ BP < 100	60 ≦ BP < 80	BP < 60
脈拍数 (PR) 回／分	PR ≦ 100	100 < PR ≦ 120	120 < PR ≦ 140	140 < PR
酸塩基平衡 (BE) mEq/L	−5 ≦ BE ≦+5	+5 < BE ≦+10 −5 > BE ≧−10	+10 < BE ≦+15 −10 > BE ≧−15	+15 < BE −15 > BE
尿量 (UV) mL／時	50 ≦ UV	25 ≦ UV < 50	0 < UV < 25	0
意識状態	清明	興奮〜軽度の応答遅延	著明な応答遅延	昏睡

⇒合計スコアにより，以下のように判定する

0〜4	ショックではない
5〜11	軽症および中等症ショック
11〜15	重症ショック

★出血量の予測に際して使用することが多い

重篤な不整脈

心室細動 (ventricular fibrillation：VF)

➡除細動

形の異なる波形が速い周期で無秩序に出現

無脈性心室頻拍 (pulseless VT)

➡除細動

規則正しく幅の広い QRS 波が連続する．脈拍が触知できない

Ⅲ度房室ブロック (AV block)

➡医師への連絡，ペースメーカー適応

P 波と QRS 波は規則的に出現 (PP 間隔，RR 間隔は一定) しているが，P 波と QRS 波の関係はバラバラ

洞不全症候群 (sick sinus syndrome：SSS)

➡医師への連絡，ペースメーカー適応

突然間隔ののびる P 波 (それぞれの波形は正常)

無脈性電気活動 (PEA)

➡ALS へ

VF や pulseless VT 以外の何らかの電気活動をモニター上ではみとめるが，脈拍触知できない．心電図波形は不定形である

心静止 (asystole)

➡ALS へ

心臓の電気的興奮がみとめられない，ほぼ横 1 本のフラットライン

POINT 重篤な不整脈への対応のポイント

・上記の不整脈は，急変のリスクが非常に高いため，救命対応ができるように常に準備しておく

18

▶ 注意したい不整脈

心室頻拍 (ventricular tachycardia：VT)

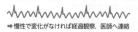

➡ 医師への連絡，血圧変化要チェック

P波が先行しない幅の広いQRS波が連続して出現している（3連発以上）．血圧低下が起きやすい

心房細動 (atrial fibrillation：Af)

P波は欠如し，基線は不規則な細い波（f波）を示す．RR間隔は不規則

➡ 慢性で変化がなければ経過観察．医師へ連絡

心房粗動 (atrial flutter：AF)

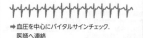

➡ 慢性で変化がなければ経過観察．医師へ連絡

鋸歯状のF波が規則正しく出現する（RR間隔は規則的でありPP間隔の倍数）

発作性上室頻拍 (paroxysmal supraventricular tachycardia：PSVT)

➡ 血圧を中心にバイタルサインチェック．医師へ連絡

幅の狭いQRS波が規則正しく（120/分以上）出現する．洞性頻拍と異なり突然出現し，消失する

心室期外収縮 (premature ventricular contraction：PVC)

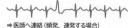

➡ 医師へ連絡（頻発，連発する場合）

先行するP波を伴わない幅広いQRS波（0.12秒以上）が洞調律より早期に出現する

★上記の不整脈は症状が出現してから，数分間で症状が消失する場合が多い

> **POINT** 注意したい不整脈における対応のポイント
>
> ・胸部症状などがあり，上記の心電図波形を確認したときには，すみやかに医師に報告し，急変に備えておく

緊急薬剤

一般名 商品名	適応，効果，投与方法，注意点
アドレナリン アドレナリン注 0.1%シリンジ「テルモ」，ボスミン®注 1 mg	・心停止に対して 1 回 1 mg を静脈内投与 ・心拍の再開が確認できない場合，3～5 分ごとに反復投与 ・徐脈に対してアトロピンで効果がなければ 2～10 μg/ 分を静注 ・アナフィラキシーショック時，0.5 mL を大腿部中央の前外側にただちに筋肉内注射する
ノルアドレナリン ノルアドレナリン®注 1 mg	・末梢血管抵抗の低下がある低血圧（70 mmHg 未満） ・心筋の酸素消費量を増加させる（心拍数↑，血圧↑）
ドパミン塩酸塩 イノバン®注 100 mg，イノバン®0.3%シリンジなど	・何らかの症状の随伴する徐脈では第二選択となる（アトロピン投与後） ・ショックを伴う低血圧に対して 2～20 μg/ 分投与 ・持続投与時はシリンジポンプ，輸液ポンプを用いて投与 ・心拍数，収縮期血圧の上昇
ドブタミン塩酸塩 ドブタミン塩酸塩点滴静注液 100 mg「サワイ」，ドブトレックス®注射液 100 mg，ドブトレックス®キット点滴静注用 600 mg など	・心不全，肺うっ血が適応となる ・心収縮力を増強させる ・初期投与量：1～5 μg/kg/ 分で持続投与 ・極量：20 μg/kg/ 分 ・持続投与時はシリンジポンプ，輸液ポンプを用いて投与 ・心拍数は上昇しにくい
アミオダロン塩酸塩 アンカロン®注 150	・毒薬であり，冷暗所保存 ・難治性 VF や無脈性 VT および心停止 ・初回投与量：300 mg を 5%ブドウ糖液 20 mL に加え，急速静注／骨髄内投与 ・2 回目投与量：150 mg を 5%ブドウ糖液 10 mL に加え，急速静注／骨髄内投与 ・最大累積投与量 2.2 g/ 日まで ・体外への排泄は非常に遅い（半減期は平均 14.6 日ほど）
リドカイン 静注用キシロカイン®2%，リドカイン注用 2%シリンジ「テルモ」	・難治性 VF や無脈性 VT および心停止において，アミオダロンが投与できない場合の代替薬 ・初回投与量：1～1.5 mg/kg を静注／骨髄内投与 ・効果がない場合，0.5～0.75 mg/kg を急速静注 ・5～10 分ごとに反復投与するが，最大 3 回投与または総量は 3 mg/kg ・維持量：1～4 mg/ 分
ニフェカラント塩酸塩 シンビット®静注用 50 mg	・アミオダロンの代替薬 ・初回投与量：0.3 mg/kg を 5 分かけて静注 ・効果があった場合，0.4 mg/kg/ 時で維持投与
硫酸マグネシウム 静注用マグネゾール®20 mL	・Torsades de pointes，難治性の QT 延長，低マグネシウム血症による心停止 ・カルシウム拮抗作用がある ・1～2 g を 5%ブドウ糖液 10 mL に溶解して静注／骨髄内投与
アトロピン アトロピン注 0.05%シリンジ「テルモ」，アトロピン硫酸注 0.5 mg「タナベ」	・何らかの症状の随伴する徐脈では第一選択となる ・初回投与量：0.5 mg を静注 ・総投与量が 3 mg を超えないように 3～5 分ごとに反復投与 ＊有機リン中毒 ・超大量投与（2～4 mg またはそれ以上）が必要になる場合もある

昇圧薬 / 抗不整脈薬

一般名 商品名	適応，効果，投与方法，注意点
50%ブドウ糖注射液	・低血糖による意識障害がある場合に，ゆっくり静注 ・浸透圧が高いため，静脈炎の発症に留意する
大塚糖液 50%	
炭酸水素ナトリウム	・高カリウム血症があるときに用いる ・心停止患者へのルーチンでの使用は推奨されない ・呼吸性アシドーシスには有用性・効果もない ・1 mEq/kg を静注 ・可能であれば，血液ガス分析を実施し，投与量を計算する
メイロン®静注 7%	
電解質輸液（乳酸リンゲル液）	・循環血液量および組織間液の減少時における細胞外液の補給・補正 ・乳酸アシドーシスの可能性がある場合，投与不可
ラクテック®注	
生理食塩液	・細胞外液の補充 ・大量投与による高 Cl 血症に留意する
—	
電解質輸液（酢酸リンゲル液）	・等張電解質輸液（水・電解質輸液製剤） ・細胞外液の補充 ・ブドウ糖を含む
ヴィーン®D 輸液	
電解質輸液（酢酸リンゲル液）	・等張電解質輸液（水・電解質輸液製剤） ・細胞外液の補充
ソルアセト F 輸液	

（左欄に縦書き：電解質輸液製剤）

持続投与のための計算

　循環作動薬の持続投与には，多くの場合，"γ（ガンマ）"という単位が用いられる．「体重 1 kg あたり 1 分間に 1 μg 投与する」という単位（$1\gamma = 1 \mu g/kg/$ 分）

$$1\gamma = 0.06 \times 患者の体重[mg/ 時]$$

←1 μg を g に，「分」を「時」に換算する式．このまま覚えよう！

〈例〉
①体重 70 kg の患者であれば，$1\gamma = 0.06 \times 70$ kg $= 4.2$ [mg/ 時]
②あとは投与薬剤の濃度を確認し，シリンジポンプの [mL/ 時] に変換する

DOA（ドパミン塩酸塩）で考えてみよう

1）体重 50 kg の患者にイノバン注 0.6% を 5γ 投与する場合

$5\gamma = 5 \times (0.06 \times 50$ kg$) = 15$ [mg/ 時] → $15 \times \frac{1}{6} = 2.5$ [mL/ 時]*

*イノバン 0.6% 注は 1 シリンジ 50 mL 中に 300 mg ドパミンが含まれる．希釈倍率は $\frac{1}{6}$ となり，$\frac{1}{6}$ をかければ 5γ は 2.5 mL/ 時とわかる

2）体重 65 kg の患者にイノバン注 0.6% を 3γ 投与する場合

$3\gamma = 3 \times (0.06 \times 65$ kg$) = 11.7$[mg/ 時] → $11.7 \times \frac{1}{6} = 1.95 \fallingdotseq 2$[mL/ 時]

トリアージ (災害)

判定分類

トリアージカテゴリー	疾病状況	症例
I (赤) 即時	・緊急治療群 ・迅速な救命処置を必要とする患者	生理学的な異常があり、ただちに救命処置が必要なもの	・気道の異常(窒息など) ・呼吸の異常(緊張性気胸など) ・循環の異常(多量の出血、ショックなど) ・意識の異常(頭部外傷など) ・気道熱傷 ・TAF な XXX *
II (黄) 緊急	・非緊急治療群 ・赤の後で外科的な処置や救急処置が許容される患者	多少治療の時間が遅れても、生命に危険がないもの。バイタルサインは安定していることが多い	・四肢骨折 ・脊髄損傷(胸部以下) ・中等度熱傷 ・災害要救護者(小児, 妊婦, 基礎疾患のある患者, 高齢者, 旅行者, 外国人など)
III (緑) 猶予	・治療不要もしくは軽処置群 ・赤および黄の後で処置が許容され、軽微な処置や、処置不要の患者	軽微な傷病で必ずしも専門医の治療の必要がないもの。アンダートリアージで容態の変化に注意する必要がある	・指趾骨折 ・脱臼, 捻挫 ・小範囲の外傷, 打撲 ・過換気症候群 ・軽度熱傷
0 (黒) 死亡	・区分 I, II, III 以外 ・救命困難もしくは死亡	心肺蘇生をしても救命が困難である群, あるいはすでに死亡しているもの	・死亡, 生命徴候なし ・高度損傷 ・除脳硬直 ・呼吸停止(気道を開放したうえで)

*TAF な XXX:T(Tamponade);心タンポナーデ, A(Airway obstruction);気道閉塞, F(Flail chest);フレイルチェスト, X(open pneumothoraX);開放性気胸, X(tension pneumothoraX);緊張性気胸, X(massive hemopneumothoraX);大量血気胸, 腹部大出血, 骨盤骨折, 両側大腿骨骨折

トリアージタッグ

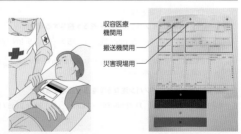

収容医療機関用
搬送機関用
災害現場用

実施するうえでの留意点

- 現場到着前に記載できる部分 (通し番号, トリアージ実施月日, 実施場所, 実施機関, 実施者や職種) を埋めておく
- 装着部位は, 原則として右手首とするが, 不可能なときは①右手, ②左手, ③右足, ④左足, ⑤頸部の順で優先される. 必ず身体に付けるようにする
- トリアージは 2 人 1 組 (実施者と記録者) で行う
- トリアージは繰り返し行うことを想定し, 適度な余白を残しておく
- トリアージ区分は時間経過や治療, 人的・医療資源の充足度により変化する

START変法

step1 歩行の確認
その場で歩けない場合は, 歩行不能と評価する

step2 呼吸の確認
五感を使って (胸腹部の上下運動を見て, 呼吸音を聞いて, 呼気を感じて) 確認する. 呼吸がなければ気道確保を行うが, 人工的換気は行わない

6 秒間で呼吸を評価する
・6 秒間呼吸なし→ 9 回 / 分以下
・6 秒間で 3 回以上→ 30 回 / 分以上

step3 循環の確認
ショックの徴候〔冷汗, 皮膚湿潤, 脈触れが微弱, 顔面蒼白, 頻脈 (120 回 / 分以上)〕があれば, 赤と評価する
・6 秒間で 12 回以上の場合, 頻脈とする

step4 意識の確認
「目を開けてください」「手を握ってください」「名前を教えてください」などと声をかけて従命反応をみる. 脊髄損傷などで四肢麻痺がある場合, 氏名などを答えることができれば, 従命反応ありとする

歩行できるか? ── はい → Ⅲ (緑)
　いいえ
呼吸しているか? ── いいえ → 0 (黒)
　　　　　　　　　 気道確保後呼吸なし
　はい
　気道確保後自発呼吸あり
呼吸数は? ── 9 回 / 分以下, 30 回 / 分以上 → Ⅰ (赤)
10〜29 回 / 分
橈骨動脈の触知は? ── 触知なし → Ⅰ (赤)
　触知あり　　　　　　反応なし
従命反応は? ── 反応あり → Ⅱ (黄)

★ 災害要救護者は, START 変法では考慮しない. 30 秒以内で評価できるように実施する. 行ってもよい処置としては, 気道確保と圧迫止血

23

意識障害 (傾眠，ぐったり)

意識障害のアセスメントと対応

考えられる重篤な疾患

頭蓋内圧上昇，低血糖，ショック，低酸素症

緊急度の判断

- 重度の意識障害
- 瞳孔不同 / 瞳孔散大
- 気道障害 / 徐呼吸 / 浅呼吸
- ショック

アセスメント

▶フィジカルイグザム

□気道の評価
- 発声できるか ・いびき音
- 舌根沈下 ・陥没呼吸
- シーソー呼吸

□呼吸の評価
- 呼吸数 ・呼吸リズム
- 呼吸様式 (努力呼吸)
- SpO_2

□循環の評価
- 脈拍数 ・脈の性状，リズム
- 四肢末梢温
- 毛細血管再充満時間
- 血圧 (左右差)

□意識，麻痺の評価
- GCS または JCS
- 徒手筋力テスト

□アイサイン
- 瞳孔の大きさ，左右差
- 対光反射 ・眼球位置

□その他
- 血糖値 ・体温
- 嘔吐 ・網状皮斑 (リベド—)

▶問診

□頭痛 (p34)

□悪心

対応

▶緊急度が高いと判断した場合
□院内緊急コール (　　　　)
□救急カートの準備
□気道確保 / バックバルブマスク換気
(気道障害 / 徐呼吸 / 浅呼吸 / 低酸素症の場合)
□気管挿管の準備
□浸透圧利尿薬の準備
(瞳孔不同，瞳孔散大，頭蓋内病変の現病・既往の場合)
□血糖値測定
(低血糖時は 50% グルコースを経静脈投与)

▶バイタルサインが安定している場合→原病検索と対応に進む
□低酸素の場合は酸素投与
□血糖値測定
(低血糖時は 50% グルコースを経静脈投与)
□末梢静脈ルートの確保
□心電図装着 (不整脈の評価)
□血液検体採取
□血液ガス測定

★CT など出棟の際は，移動中や出棟先での急変のリスクをアセスメントし，事前に気管挿管などの応急処置 (安全対策) を万全に!

意識障害の原因を頭蓋内病変のみと思い込まない!

意識障害はさまざまな病態で出現し，原因により治療が異なる．思い込みをなくし，全身を診てアセスメントし対応することが重要

意識障害の原因	
頭蓋内病変	脳梗塞，脳出血，くも膜下出血，硬膜下血腫，硬膜外血腫，水頭症，てんかん，髄膜炎，脳腫瘍
循環器系	アダムス・ストークス発作，各種ショック
呼吸器系	低酸素血症，CO_2 ナルコーシス，過換気症候群
代謝，内分泌系	低血糖，高血糖，糖尿病ケトアシドーシス
電解質異常	低ナトリウム血症，高ナトリウム血症
中毒，毒物	急性アルコール中毒，大量服薬，麻薬，鎮静薬
精神疾患	ヒステリー，うつ，統合失調症
環境	低体温，熱中症，高熱

POINT 意識評価のポイント!

1) 共通のスケール (p14) を使用する

意識障害の原因が何であれ，病棟共通のスケールを用いて評価する．経時的な変化をとらえるためにも共通スケールでの評価が重要

2) 詳細を記録する

意識障害の微細な変化をとらえることは，病状の変化を見抜くために重要である．例えば，見当識の評価では，「日付だけ言えない」のと「日付と場所が言えない」のでは，スケール上は同スコアであっても，障害の程度や以後の病状の進行には大きな差があることがある

POINT 感染症患者，感染疑い患者の意識障害では敗血症を疑う!

敗血症は「感染に対する宿主生体反応の調整不全で，生命を脅かす臓器障害」と定義される．一般病棟や外来では，感染症および感染症が疑われる場合，「quick SOFA（クイックソーファ）」で評価し，意識変容，呼吸数，収縮期血圧の 3 項目のうち 2 つ以上が該当する場合は，敗血症を疑う

> ① 感染が疑われる
> ② quick SOFA 2 項目以上の該当
>
> quick SOFA
> ・意識変容（GCS < 15）
> ・呼吸数 ≧ 22 回 / 分
> ・収縮期血圧 ≦ 100 mmHg
>
> ① + ② を満たす場合，敗血症が疑われる

胸痛

胸痛のアセスメントと対応

考えられる重篤な疾患
急性心筋梗塞 / 不安定狭心症, 急性大動脈解離, 肺血栓塞栓症

緊急度の判断
- ショック
- 持続する激烈な胸痛

アセスメント

▶ **フィジカルイグザム**

☐ 呼吸の評価
- 呼吸数
- 呼吸様式 (努力呼吸)
- 起座呼吸 ・SpO_2

☐ 循環の評価
- 脈拍数 / リズム
- 脈の性状 / 左右差
- 四肢末梢温
- 毛細血管再充満時間
- 血圧 (四肢血圧差)

▶ **問診**

☐ 胸痛について
- 痛みの強さ (NRS：数値評価スケール)
- 痛みの変化 (突然の発症 / 徐々に強まる / 誘因)
- 発症時間 / 継続時間
- 胸部の痛みの部位 (局部の痛み / 全体の痛み)
- 胸痛の種類 (絞扼感, 灼熱感, 圧迫感, 突き刺す痛み, 裂けるような痛み)

☐ 胸痛以外の症状
- 胸部以外の痛み (放散痛)
- 呼吸苦, 呼吸困難感
- 悪心・嘔吐

対応

▶ **緊急度が高いと判断した場合**

☐ 院内緊急コール (　　　　)
☐ 救急カートの準備

▶ **バイタルサインが安定している場合**

☐ 末梢静脈ルートの確保
☐ 酸素投与の準備
☐ 起座呼吸している場合はヘッドダウンしない
☐ 12誘導心電図
☐ 硝酸薬投与の準備
☐ 硝酸薬投与前後の記録
(胸痛の変化 / 12誘導心電図 / バイタルサインを投与前, 投与1分後, 3分後, 5分後に記録)
☐ 出棟準備
(移動中, 出棟先での急変を予測して)
☐ 除痛の準備
(モルヒネ)
☐ 降圧の準備
☐ 不安の軽減

★ いずれの疾患も, 急激にショックや心停止に陥る可能性がある. 常に「急変→蘇生」を念頭に対応を進める. 絶対に患者のそばから離れない

| POINT | ショックを見抜く！ |

疾患	ショックの種類	原因
急性心筋梗塞	心原性ショック	心不全 不整脈 乳頭筋断裂 心破裂
急性大動脈解離	出血性ショック 閉塞性ショック 心原性ショック	大量出血 心タンポナーデ 大動脈閉鎖不全 冠動脈閉塞
肺動脈血栓塞栓症	閉塞性ショック	肺動脈への血流減少，途絶

| POINT | 疾患別の痛みの特徴をとらえる！ |

疾患	痛みの特徴
急性心筋梗塞	・経験したことのない激烈な前胸部の痛み．糖尿病患者では，無痛発作のこともある ・左肩や左腕，頸部，下顎，歯牙，心窩部，背部などに痛みが放散することがある（放散痛）
急性大動脈解離	・引き裂かれるような激烈な痛み ・突然の発症で，痛みは発症時が最も強い ・背部痛や腰部痛を伴うことが多い ・病変の進行により痛み部位が拡大する
肺動脈血栓塞栓症	・胸痛よりも呼吸苦を主訴とすることが多い ・術後の初回離床，ADLアップ時などに多い

| POINT | 疾患に特有な所見をとらえる！ |

1）ST の変化

12誘導心電図でSTの変化（ST上昇，ST低下）をみとめる場合，心筋の虚血性病変が疑われる

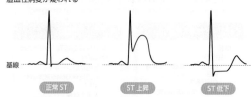

基線 ・・・

正常 ST　　　　　ST 上昇　　　　　ST 低下

2）四肢の血圧差

大動脈解離では，解離している血管が栄養する部位の血圧が低下する．したがって，胸痛があり，四肢の血圧差をみとめる場合，大動脈解離の疑いが強まる．また，病変の及んでいる部位をアセスメントすることができる

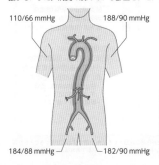

110/66 mmHg　　　　　188/90 mmHg

184/88 mmHg　　　　　182/90 mmHg

> 右上肢を栄養する右鎖骨下動脈が解離し，血管内腔が狭窄するため，右上肢の血圧が他の部位の血圧より低い

呼吸困難

呼吸困難のアセスメントと対応

考えられる重篤な疾患

【迅速に特殊な対応が求められる】
気道の問題，肺血栓塞栓症，気胸，喘息重積など

【低酸素の問題】
肺疾患，心疾患，感染症，貧血など

【換気の問題】
神経筋疾患，慢性閉塞性肺疾患（COPD），肺線維症など

緊急度の判断

- ショックの鑑別：顔面蒼白，虚脱，脈微弱，冷汗，頻呼吸があったらすぐに緊急コール（最重症の可能性）
- ショックでなければ，バイタルサインをとりながらアセスメント

アセスメント

▶問診
□既往歴
　・肺疾患　・心疾患　・腎疾患
　・貧血　　・神経筋疾患
　・心因性疾患
□常用薬／常備薬の有無
□現病歴
　・いつから，どのような症状か
　・どのような姿勢で楽になるか
　・悪化しているか
　・発作時の吸入薬などあるか
□随伴症状の有無
　・胸痛　・痰（性状）
　・傾眠　　など
▶視診
□胸郭挙上
□顔色，チアノーゼ，表情
□冷汗　□呼吸パターン
□努力呼吸（吸気と呼気）
□頸静脈怒張
□網状チアノーゼ
□ばち状指
▶聴診
□呼吸音（p44）
□会話のスムーズさ
□副雑音

対応

▶突発性呼吸困難，ショック状態の場合
□院内緊急コール（　　　　　　）
□気道確保（異物が確実な場合は除去）
□人手の確保
□時間を記憶し，記録できるようになったら記録開始
□モニター装着
□救急カートの準備（挿管の準備）
□酸素療法の準備（挿管時）
□点滴の準備（静脈路確保，細胞外液（生理食塩液，リンゲル液など）の準備）
▶原因検索
□気道／呼吸・循環を安定化させてから原因検索するため，詳細な検査を追加する
　・採血（貧血の有無，炎症データ，電解質など）
　・画像（胸部X線，CT）

★呼吸困難時はそもそも会話することが困難な状態であるため，問診をすれば悪化することを念頭におく．会話できる状態かアセスメントし，呼吸困難がひどい状態であれば，問診は最小限とする

POINT 気道の問題を命の問題としてとらえ，早期発見に努める！

チョークサインや気道閉塞（狭窄）の呼吸パターンから，気道の問題を早期に発見し，心臓や脳に影響が及ぶのを防ぐ

窒息が起き，呼吸ができなくなっていることを周囲の人に知らせるサイン

チョーク（窒息）サイン

シーソー呼吸

吸気時に横隔膜が挙上し，上腹部が陥没．呼気時ではこの逆となる（通常の呼吸とは反対の動き）

陥没呼吸

吸気時に鎖骨上窩，胸骨部，肋間などが陥没

気管牽引

吸気時に喉頭が下方に牽引される

POINT 努力呼吸は急変の前兆としてとらえる！

努力呼吸を発見したら，急変の前兆としてとらえ，ただちにその原因に介入し，対処する

胸鎖乳突筋
斜角筋
僧帽筋

← 胸腔の拡大 →

努力吸気（吸うときに努力）

吸気では，胸鎖乳突筋，僧帽筋，斜角筋などが収縮し，胸腔がより拡大

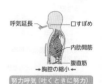

呼気延長
口すぼめ
内肋間筋
腹直筋

→ 胸腔の縮小 ←

努力呼気（吐くときに努力）

呼気では，内肋間筋や腹直筋などの腹筋群が収縮し，胸腔がより縮小

POINT 頻呼吸はさまざまな病態のはじまりのサイン！

何らかのイベントが起きたとき，身体の中で一番鋭敏に反応するのが呼吸回数．頻呼吸を発見したら，急変の前兆ととらえる

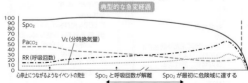

典型的な急変経過

重症化の見落とし，過小評価期間 12 時間以上にわたるときもある

（Lynn LA et al: 3. Patterns of unexpected in-hospital deaths: a root cause analysis. Patient SafSurg 5, 2011）

29

悪心のアセスメントと対応

考えられる重篤な疾患

脳疾患（脳腫瘍、脳血管障害、髄膜炎、頭蓋内圧亢進など）、感情や感覚の異常（ストレス、不安）、有害物質（薬物中毒、抗がん剤など）、平衡感覚の異常（メニエール、中耳炎）、心疾患（急性心不全、心筋梗塞など）、消化器疾患（胃潰瘍、胆嚢炎など）

緊急度の判断

- 激しい痛み（頭痛、胸痛、腹痛など）、顔面蒼白、虚脱、脈微弱、冷汗、頻呼吸があればすぐに緊急コール（最重症の可能性）
- 以上でなければ、バイタルサインをとりながらアセスメント

アセスメント

▶問診
- □ 既往歴
  - ・脳疾患　　・心疾患
  - ・消化器疾患　・腎疾患
  - ・心因性疾患　・妊娠
  - ・血圧
- □ 常用薬 / 常備薬の有無
- □ 現病歴
  - ・いつから、どのような症状か
  - ・悪化しているか
- □ 随伴症状の有無
  - ・頭痛　・胸痛　・腹部症状
  - ・冷汗　・発熱　など

▶視診
- □ 麻痺の有無
- □ 意識レベル
- □ 顔色、チアノーゼ
- □ 冷汗
- □ 嘔吐の量・性状・匂い

▶聴診
- □ 肺音
- □ 腸蠕動音

▶触診
- □ 毛細血管再充満時間（CRT）
- □ 脈拍数、リズム不整
- □ 腹壁緊張、筋性防御

▶打診
- □ 鼓音
- □ 濁音

対応

▶嘔吐がある場合
- □ 側臥位か顔を横に向ける
- □ 不安を軽減するように声をかけるなど心身をリラックスさせる

▶緊急度が高いと判断した場合
- □ 気道確保（口腔内に異物がないか確認）
- □ 人手の確保
- □ 時間を記憶し、記録できるようになったら記録開始
- □ モニター装着
- □ 救急カートの準備（挿管の準備）
- □ 酸素療法の準備（挿管時）
- □ 点滴の準備（静脈路確保、細胞外液（生理食塩水、リンゲル液など）の準備）

▶原因検索
- □ 詳細な検査を追加する
  - 例）血液検査：炎症反応、心筋酵素、肝機能、膵酵素、腎機能
  - CT 画像：頭部、胸部、腹部
  - 胸部放射線：誤嚥の有無

嘔吐がある場合には，中枢性嘔吐か末梢性嘔吐のどちらなのかを見極め，原因を探っていくことが重要

分類	原因
中枢性嘔吐	・脳疾患：脳の何らかの異常によって生じる ・感情や感覚の異常：神経や心因性の原因によって生じる ・有害物質：薬物中毒，抗がん剤などによって生じる
末梢性嘔吐	・平衡感覚の異常：平衡感覚を司る内耳の前庭器官の異常によって起こる ・消化器疾患：消化管の通過障害や交感神経・迷走神経の刺激によって生じる ・心疾患：急性心不全，心筋梗塞などにより起こる

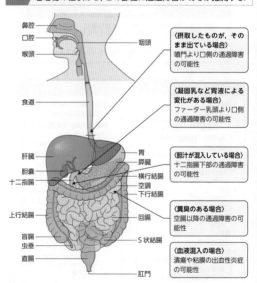

鼻腔
口腔
喉頭
咽頭
食道

〈摂取したものが，そのまま出ている場合〉
噴門より口側の通過障害の可能性

〈凝固乳など胃液による変化がある場合〉
ファーター乳頭より口側の通過障害の可能性

肝臓
胆嚢
十二指腸
胃
膵臓
横行結腸
空調
下行結腸

〈胆汁が混入している場合〉
十二指腸下部の通過障害の可能性

上行結腸
盲腸
虫垂
直腸
回腸
S状結腸

〈糞臭のある場合〉
空腸以降の通過障害の可能性

〈血液混入の場合〉
潰瘍や粘膜の出血性炎症の可能性

肛門

・悪心は，顔色不良や冷感，嘔吐などの随伴症状を伴い，「気持ちが悪い」と訴えた直後に，意識消失やショック状態に陥る可能性がある
・消化器疾患だけでなく，特に脳神経系，循環器系の重篤な疾患も悪心の原因になっている可能性があるため，急変のリスクを考慮する必要がある

31

腹痛

腹痛のアセスメントと対応

考えられる重篤な疾患

急性腹膜炎，急性膵炎，急性胃炎，虫垂炎，胆嚢炎，胆管炎，腸疾患（クローン病，大腸がん，過敏性腸症候群），泌尿器疾患（急性膀胱炎，膀胱がん，尿管結石），循環器疾患（狭心症，心筋梗塞，解離性大動脈瘤）

緊急度の判断

- 急性腹症に伴うショックの鑑別：急激な腹痛，顔面蒼白，冷汗，虚脱，脈微弱，頻呼吸があったらすぐに緊急コール（最重症の可能性）
- 以上でなければ，バイタルサインをとりながらアセスメント

アセスメント

▶ 問診
- □ 既往歴
  - ・腹部手術　・消化管疾患
  - ・腎疾患　　・心因性疾患
- □ 常用薬／常備薬の有無
- □ 現病歴
  - ・いつから，どのような症状か
  - ・悪化しているか
- □ 随伴症状の有無
  - ・悪心・嘔吐・発熱　など

▶ 視診
- □ 腹部の輪郭
- □ 腹部の形状
- □ 腹部膨満感
- □ 瘢痕　　□ 黄疸

▶ 聴診
- □ 腸蠕動音

▶ 触診
- □ 反跳痛（ブルンベルグ徴候）
- □ 腹壁の筋性防御
- □ 内臓痛（触診しても痛みの部位がはっきりしない）
- □ 体性痛（持続性の鋭い痛みで，触診したときに痛みの部位がはっきりとしている）
- □ 関連痛（皮膚や筋肉に限局する鋭い痛み）

▶ 打診
- □ 鼓音　　□ 濁音

対応

▶ 悪心・嘔吐をみとめた場合
- □ 誤嚥予防の体位の工夫

▶ 緊急度が高いと判断した場合
- □ 人手の確保
- □ 時間を記憶し，記録できるようになったら記録開始
- □ モニター装着
- □ 救急カートの準備（挿管の準備）
- □ 酸素療法の準備（挿管時）
- □ 点滴の準備（静脈路確保，細胞外液（生理食塩液，リンゲル液など）の準備）

▶ 原因検索
- □ 詳細な検査を追加する
  - ・代謝性アシドーシス，CK 上昇は急性腹症の可能性が高い
  - ・腹部 X 線では，腹水やニボー像に注意

- 急性腹症とは、腹部に急激な強い痛みを伴う疾患の総称
- 急性腹症と判断された場合は、痛みだけでなく、ショック症状（血圧低下、意識障害、冷汗など）もみとめる場合がある
- 重症度を判定するうえで、腹膜刺激症状である反跳痛（ブルンベルグ徴候）の確認が重要

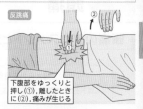

反跳痛

下腹部をゆっくりと押し①、離したときに②、痛みが生じる

POINT 腹痛の部位で想定される主な疾患を理解する!

痛みの部位	主な疾患
腹部全体の痛み	急性腹膜炎、急性膵炎、急性腸炎、食中毒
心窩部痛、臍周囲痛	胃十二指腸潰瘍、逆流性食道炎、胆石・胆嚢炎、膵炎、狭心症、心筋梗塞、解離性大動脈瘤
右季肋部痛、右側腹部痛	虫垂炎、胆石・胆嚢炎、胆管炎、胆嚢がん、胆管がん、肝がん、帯状疱疹
左季肋部痛、左側腹部痛	急性膵炎、慢性膵炎、膵がん、腸疾患（クローン病、大腸がん、過敏性腸症候群、虚血性大腸炎）

痛みの部位	主な疾患
回盲部痛	腸疾患（クローン病、大腸がん、過敏性腸症候群、大腸憩室症、大腸結核）、右尿路結石
左下腹部痛	腸疾患（便秘、急性大腸炎、薬剤性大腸炎、潰瘍性大腸炎、過敏性腸症候群、虚血性大腸炎）、左尿路結石、女性生殖器疾患（異所性妊娠、卵巣嚢腫、子宮付属器炎）
下腹部痛	女性生殖器疾患、腸疾患（潰瘍性大腸炎、クローン病、大腸がん、腸憩室炎）、泌尿器疾患（急性膀胱炎、膀胱がん、尿路結石）、鼠径ヘルニア

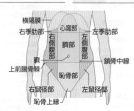

横隔膜
右季肋部 — 心窩部 — 左季肋部
右側腹部 — 臍部 — 左側腹部
臍 — 鎖骨中線
上前腸骨棘 — 恥骨部
右鼠径部 — 左鼠径部
恥骨上縁

POINT どの入院患者にも起こりうるイレウス症状には要注意!

　イレウスで想定したい要因として、①ベッド上安静による活動低下、②鎮静薬の使用、③術後の腸管浮腫による腸蠕動音の低下、④長時間の術操作による腸の露出、⑤腸管、腸壁の癒着などがある

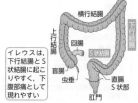

横行結腸
上行結腸 — 下行結腸
回腸 — S状結腸
盲腸 — 直腸
虫垂 — S状部
肛門

イレウスは、下行結腸とS状結腸に起こりやすく、下腹部痛として現れやすい

頭痛のアセスメントと対応

考えられる重篤な疾患

くも膜下出血，髄膜炎，脳出血，脳梗塞

緊急度の判断

- クッシング現象，意識障害，麻痺の進行があったらすぐに緊急コール（最重症の可能性）
- 以上でなければ，バイタルサインをとりながらアセスメント

アセスメント

▶問診
- ☐ 既往歴
- ☐ 内服薬の有無
- ☐ 頭痛の出現の仕方
  （いつから，頻度，広がり，突発性か慢性か）
- ☐ 痛みの部位，性質，強さ
- ☐ 前駆症状
  （悪心・嘔吐，視野障害，食欲不振など）
- ☐ 随伴症状の有無
  （動悸，悪心・嘔吐，しびれ，めまい，発熱，視野障害，食欲不振など）
- ☐ 失見当識の有無

▶視診
- ☐ 麻痺，異常姿勢
- ☐ 異常な呼吸パターン
- ☐ 意識障害（JCS，GCS）
- ☐ 瞳孔径，対光反射
- ☐ けいれん

▶聴診
- ☐ 上気道狭窄音

▶触診
- ☐ 脈の緊張

▶その他
- ☐ 髄膜刺激症状
- ☐ 頭蓋内圧亢進症状

対応

▶ショックの徴候，クッシング現象があった場合
- ☐ 院内緊急コール（　　　）
- ☐ 気道確保
  （必要であれば気管挿管）
- ☐ 人手の確保
  （救急カートの準備）
- ☐ 酸素投与・人工呼吸
- ☐ モニター装着
- ☐ 静脈路の確保
  （輸液の準備）
- ☐ 時間を記憶し，記録できるようになったら記録開始

▶原因検索
- ☐ 検査を追加する
  ・クッシング現象がみられる場合には，緊急CTや緊急外科的処置が必要になる場合が多い

★頭蓋内圧上昇を防ぐために5〜30度の頭位挙上を行い，刺激を最小限にすることが重要

34

POINT 頭蓋内圧が亢進しているときは要注意!

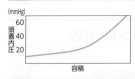

脳や脊髄を包む硬膜には、わずかではあるが伸展性がある。頭蓋内容量が少しずつ増加しても最初は頭蓋内圧の上昇度は小さいが、頭蓋内圧が上昇してくると少しの容積の増加で急激に頭蓋内圧が上昇する

POINT クッシング現象は高度の頭蓋内圧亢進のサイン!

クッシング現象 (脈圧の増大，徐脈) を発見したらすぐに外科的処置が必要

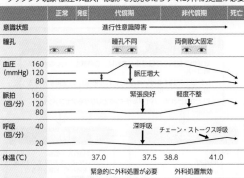

	正常	発症	代償期	非代償期	死亡
意識状態		← 進行性意識障害 →			
瞳孔			瞳孔不同	両側散大固定	
血圧 160 120 80 (mmHg)			脈圧増大		
脈拍 160 120 80 (回/分)			緊張良好	軽度不整	
呼吸 40 20 (回/分)			深呼吸	チェーン・ストークス呼吸	
体温(℃)		37.0	37.5 38.8	41.0	
		緊急的に外科的処置が必要	外科処置無効		

(頭蓋内圧亢進症状の理解と看護，達人ナース 30:107，日総研出版，2009)

POINT 髄膜刺激症状 (項部硬直，ケルニッヒ徴候) があれば、
くも膜下出血，小脳扁桃ヘルニアを疑え!

1) 項部硬直

仰臥位になっている患者の頸部を他動的に挙上前屈させると、頸部から背部にかけて板状に持ち上がり、項筋が収縮し、後頭部の頭痛を伴う (側屈・後屈では制限をみとめない)

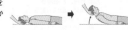

2) ケルニッヒ徴候

仰臥位で下肢を股関節で90度屈曲し、次いで膝関節を押さえながら下腿を伸ばすように持ち上げると、下腿筋のスパズム (攣縮) により痛みが生じ、下肢を135度以上まっすぐ伸ばすことができない

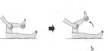

膝関節 45° 90° 135°
股関節

けいれん

けいれんのアセスメントと対応

考えられる重篤な疾患

脳性疾患(頭部外傷，脳梗塞，脳出血，脳炎，脳浮腫，髄膜炎，てんかん)，低酸素血症，代謝性疾患(電解質異常，低血糖，尿毒症)，循環器疾患(洞不全症候群，致死性不整脈，アダムス・ストークス症候群)，中毒性疾患(アルコール，一酸化炭素，薬剤)，小児疾患(熱性けいれん)

緊急度の判断

- 致死性不整脈や呼吸停止があれば，心肺蘇生を行ないながら緊急コール
- 5分以上持続するけいれん(けいれん重積)，呼吸抑制がある場合は緊急コール
- 以上でなければ，バイタルサインをとりながらアセスメント

アセスメント

▶問診
- □既往歴
- □内服薬の有無
- □けいれんの状態
  (どこから始まり，どのように広がったか，けいれんの種類，持続時間，頻度，前兆の有無，いつからどのように起きたのか)

▶視診
- □意識障害(JCS, GCS)，知覚異常，言語障害
- □瞳孔所見，眼球の動き
- □けいれん時の様子
  - ・舌と口唇を噛んでいるか
  - ・チアノーゼの有無
  - ・流涎の有無，泡を噴出しているか
- □呼吸状態
  - ・気道が開通してるか，換気ができているか
- □けいれんによる外傷の有無
- □便失禁，尿失禁の有無

▶聴診
- □上気道狭窄音，呼吸音

対応

- □けいれんの観察
  - ・けいれんを発見したらその場を離れず，観察を行う
- □気道確保
- □酸素投与，人工呼吸
- □人手の確保
  (救急カートの準備)
- □転倒・転落の防止など安全確保し，二次損傷を防ぐ
- □モニター装着
- □静脈路確保
  (輸液，抗けいれん薬の投与)
- □時間を記憶し，記録できるようになったら記録開始
  - ・5分以上持続するけいれんはけいれん重積に準じた治療を開始する

★刺激を最小限にしてけいれんを誘発しないようにする．けいれんにより脳は低酸素状態に陥りやすい

36

けいれんの種類を知って表現できるようにする!

けいれんとは,脳神経細胞の異常電気活動により,全身性あるいは片側・局所の筋肉が自分の意志とは関係なく筋収縮すること.けいれんのタイプを知って,表現できるようにする

1) 筋収縮によるタイプ

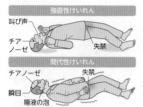

強直性けいれん

叫び声
チアノーゼ
失禁

急激な意識消失後,持続的な筋収縮のために体幹・四肢の強い全身性硬直が起こり,背中を弓状にそらせる

間代性けいれん

チアノーゼ　　失禁
瞬目
唾液の泡

筋肉が収縮と弛緩を反復し,屈曲と伸展を交互に繰り返す

強直間代性けいれん

強直性けいれんの後,間代性けいれんを繰り返す

2) 範囲によるタイプ

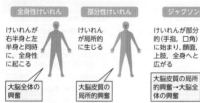

全身性けいれん

けいれんが右半身と左半身と同時に,全身性に起こる

大脳全体の興奮

部分性けいれん

けいれんが局所的に生じる

大脳皮質の局所的興奮

ジャクソン型けいれん

けいれんが部分的(手指,口角)に始まり,顔面,上肢,全身へと広がる

大脳皮質の局所的興奮→大脳全体の興奮

振戦とけいれんを見分ける!

けいれんと同じような「震え」に振戦がある.振戦は,自分の意志とは関係なく律動的に動揺することで,原因はさまざまである

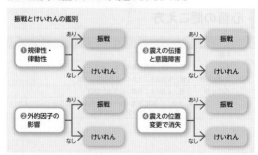

振戦とけいれんの鑑別

❶規律性・律動性 — あり → 振戦 / なし → けいれん

❷外的因子の影響 — あり → 振戦 / なし → けいれん

❸震えの伝播と意識障害 — あり → 振戦 / なし → けいれん

❹震えの位置変更で消失 — あり → 振戦 / なし → けいれん

心音の聴診

心音の聴診部位

聴診器の膜面を胸壁に密着させ, 肋間をすべるように①〜⑤の順番で聴診する

次にベル面を用いて①の領域でⅢ音, Ⅳ音を聴取する

①大動脈弁領域 (第2肋間胸骨右側)
②肺動脈弁領域 (第2肋間胸骨左側)
③エルブの領域 (第3肋間胸骨左側)
④三尖弁領域 (第4肋間胸骨左側)
⑤僧帽弁領域 (左第5肋間と鎖骨中線の交点)

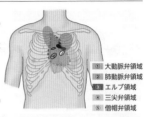

1	大動脈弁領域
2	肺動脈弁領域
3	エルブ領域
4	三尖弁領域
5	僧帽弁領域

心音の分類

分類	心音		特徴・原因
正常音	Ⅰ音 (S₁: first sound)		・房室弁 (僧帽弁・三尖弁) の閉鎖音
	Ⅱ音 (S₂: second sound)		・半月弁 (大動脈弁・肺動脈弁) の閉鎖音
異常心音	Ⅰ音	亢進	・収縮初期に出現. 房室弁の狭窄, 発熱
		減弱	・収縮初期に出現. 僧帽弁逆流, 僧帽弁・三尖弁閉鎖不全, 肺気腫
	Ⅱ音	亢進	・収縮後期に出現. 高血圧症・肺高血圧
		減弱	・収縮後期に出現. 大動脈・肺動脈狭窄
	ギャロップ音	Ⅲ音 (S₃: third sound)	・拡張早期に出現する心室性低調音 ・うっ血性心不全, 拡張型心筋症など
		Ⅳ音 (S₄: forth sound)	・拡張後期 (前収縮期) に出現する心房性低調音 ・聴取される場合は, 心筋の肥大や虚血, うっ血性心不全などの可能性

心音の聞こえ方

	心音	聞こえ方
	Ⅰ音	低調で大きい音「ラヴ」
	Ⅱ音	Ⅰ音より短く高調で澄んだ音「ダヴ」
Ⅲ音	生理的Ⅲ音	Ⅰ音, Ⅱ音ともに大きく, Ⅲ音は低〜高調
	病的Ⅲ音	Ⅰ音, Ⅱ音ともに低調. 心不全で聴取
	Ⅳ音	心不全, 心疾患患者で聴取. 奔馬調律 (gallop rhythm) といい, 馬が歩く音「タタタッ」と聴取

心雑音のタイミングとパターン

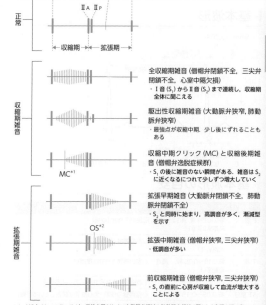

全収縮期雑音 (僧帽弁閉鎖不全，三尖弁閉鎖不全，心室中隔欠損)
・Ⅰ音 (S₁) からⅡ音 (S₂) まで連続し，収縮期全体に聞こえる

駆出性収縮期雑音 (大動脈弁狭窄，肺動脈弁狭窄)
・最強点が収縮中期．少し後にずれることもある

収縮中期クリック (MC) と収縮後期雑音 (僧帽弁逸脱症候群)
・S₁ の後に雑音のない瞬間がある．雑音は S₂ に近くなるにつれて少しずつ増大していく

拡張早期雑音 (大動脈弁閉鎖不全，肺動脈弁閉鎖不全)
・S₂ と同時に始まり，高調音が多く，漸減型を示す

拡張中期雑音 (僧帽弁狭窄，三尖弁狭窄)
・低調音が多い

前収縮期雑音 (僧帽弁狭窄，三尖弁狭窄)
・S₁ の直前に心房が収縮して血流が増大することによる

* 1　MC (mid-systolic click)：収縮中期クリック．大動脈弁領域や肺動脈弁領域で聞かれる高調の短い音
* 2　OS (opening snap)：開放音．S₂ の後の拡張期のはじめに生じる高調の短い音
〔工藤二郎：フィジカルイグザミネーション (身体診査)，清村紀子，工藤二郎 (編)：根拠と急変対応からみたフィジカルアセスメント．p78，医学書院，2014〕

心雑音の強さ：レバイン分類

強度	聞こえ方
1 度	聴診器でかろうじて聞こえる
2 度	聴診器で普通に聞こえる
3 度	聴診器で大きく聞こえる
4 度	聴診器で大きく聞こえ，聴診器を一部離しても聞こえる
5 度	聴診器で聞こえる最も大きい雑音で，聴診器を離すと聞こえない
6 度	聴診器を胸壁から離しても聞こえる

心電図

基本波形

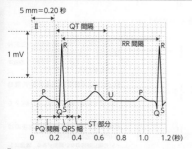

基本波形の目安

波形	正常値	意味
P 波	幅 0.10 秒未満，高さ 2.5 mm 未満（第Ⅱ誘導で）	心房筋の興奮（収縮）
QRS 群	幅 0.10 秒以内，高さ 25 mm 未満（V_5 で）	心室の興奮（収縮）
T 波	幅 0.10〜0.25 秒，高さ 変動多い	心室の興奮からの回復過程
U 波	—	T 波後の小さな緩やかな波．成因不明
ST 部分	幅 0.05〜0.15 秒	心室興奮の極期（全心室筋が興奮している状態）
PQ 間隔	0.12〜020 秒	房室興奮伝導時間
QT 間隔	0.32〜0.44 秒	電気的心室収縮時間
RR 間隔	0.75〜1.00 秒	1 心拍にかかる時間

頻脈，徐脈をみたときの対応

頻脈（100 回/分以上），徐脈（50 回/分未満）のどちらも基本波形（洞調律）である．P 波に続く QRS 波の有無，RR 間隔は一定か，P 波と QRS 波の間が 5 マス（0.2 秒以内）であるか確認する

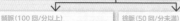

頻脈（100 回/分以上）
動悸，めまい，ふらつきといった症状の有無，血圧は下がっていないか確認．あるいは，心房細動，発作性上室頻拍などの可能性あり．すみやかに医師に報告

徐脈（50 回/分未満）
めまい，ふらつき，失神といった症状の有無，血圧は下がっていないか確認．あるいは，洞停止などの可能性あり．すみやかに医師に報告

12誘導心電図の電極装着部位

四肢誘導

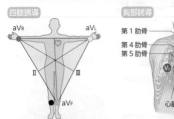

胸部誘導

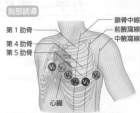

第1肋骨
第4肋骨
第5肋骨
鎖骨中線
前腋窩線
中腋窩線
心臓

色別導子・端子の色		基本装着部位
R	赤	右手首
L	黄	左手首
F	緑	左足首
RF	黒	右足首
V₁	赤	第4肋間胸骨右縁
V₂	黄	第4肋間胸骨左縁
V₃	緑	V₂とV₄の結合線の中点
V₄	茶	左鎖骨中線と第5肋間を横切る水平線の交点
V₅	黒	V₄の高さの水平線と前腋窩線との交点
V₆	紫	V₄の高さの水平線と中腋窩線との交点

代表的なモニター心電図の誘導法

NASA誘導

⊕関電極
⊖不関電極
●アース電極

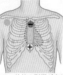

P波がよく見える. 体位の影響が少なく, ノイズが少ない

CM₅誘導

波形が大きく, P波がよく見える

変形V₁誘導

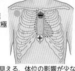

P波がよく見える. 脚ブロックの鑑別がしやすい

CC₅誘導

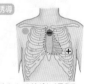

波形が大きく, 体位の影響が少ない

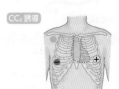

冠動脈, スワン-ガンツ・カテーテル

冠動脈の解剖

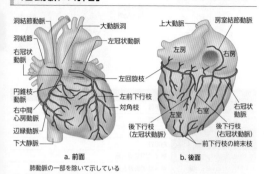

肺動脈の一部を除いて示している

a. 前面 b. 後面

米国心臓協会 (AHA) セグメント分類

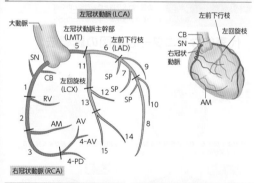

AHA 分岐点	範囲
1	RCA 起始部〜RV
2	RV〜AM
3	AM〜4-AV, 4-PD
4	4-AV, 4-PD
6	LAD 起始部〜第 1SP

AHA 分岐点	範囲
7	第 1SP〜D2
8	D2 以降
11	LCX 起始部〜OM
13	OM〜PL, PD

名称	略称（英名）	AHA区画
右冠状動脈	RCA (right coronary artery)	1〜4
円錐枝動脈	CB (conus branch)	
洞結節動脈	SN (sinus node artery)	
右室枝	RV (right ventricular branch)	
鋭縁枝	AM (acute marginal branch)	
房室結節動脈	AV (A-V node artery)	
4区画房室枝	4-AV (4-atrioventricular branch)	
4区画後下行枝	4-PD (4-posterior descending branch)	

名称	略称（英名）	AHA区画
左冠状動脈	LCA (left coronary artery)	
左冠動脈主幹部	LMT (left main trunk)	5
左前下行枝	LAD (left anterior descending branch)	6〜8
第1対角枝	D1 (first diagonal branch)	9
第2対角枝	D2 (second diagonal branch)	10
中隔穿刺枝	SP (septal perforator branch)	
左回旋枝	LCX (left circumflex)	11,13
鈍縁枝	OM (obtuse marginal branch)	12
後側壁枝	PL (posterolateral branch)	14
後下行枝	PD (posterior descending branch)	15

冠状動脈の主要分枝の名称とその略称、AHA（米国心臓協会）分類の番号とその範囲を示す

スワン-ガンツ・カテーテルによる血行動態の評価

	基準値	意味
右房圧 (RAP)	平均圧：2〜8 mmHg	・中心静脈圧（CVP）を反映 ・右室の前負荷（循環血液量）の指標 　平均圧上昇：循環血液量増加，右心不全，心タンポナーデ 　平均圧低下：循環血液量減少（出血,脱水,熱傷）
右室圧 (RVP)	収縮期：15〜30 mmHg 拡張期：2〜8 mmHg 平均期：2〜8 mmHg	・通常は右室圧より左室圧は高い ・収縮期上昇：肺高血圧症，肺動脈狭窄 ・拡張期上昇：右心不全，心タンポナーデ
肺動脈圧 (PAP)	収縮期：15〜30 mmHg 拡張期：4〜12 mmHg 平均期：10〜20 mmHg	・肺血管抵抗，右室の後負荷の指標 ・上昇：輸液過剰，肺高血圧症，肺塞栓，左心不全 ・低下：循環血液量減少
肺動脈楔入圧 (PAWP)	平均圧：2〜12 mmHg	・左房圧・左室拡張末期圧を反映 ・左室の前負荷の指標 ・上昇：左心不全，肺うっ血 ・低下：循環血液量の低下
心拍出量 (CO)	4〜8L/分	・1分間に心臓から拍出される血液量 ・低下：心収縮力低下，循環血液量減少，後負荷の増大
心係数 (CI)	2.5〜4.2 L/分/m²	・COは体格などの違いから個人差が大きい値のため，身長・体重を考慮した数値 ・低下：心収縮力低下，循環血液量減少，後負荷の増大
混合静脈血酸素飽和度 (Svo₂)	75％前後	・肺動脈血の酸素飽和度 ・体内の酸素の需要供給バランスの指標 ・低下：心拍出量の低下，貧血，低酸素血症，発熱，けいれん

肺音 (呼吸音, 副雑音), 呼吸パターンの異常 (数,深さ,リズム)

呼吸音の分類

呼吸音					
正常			異常		
肺胞呼吸音	気管呼吸音	気管支呼吸音	呼吸音の減弱・消失	呼気延長	気管支呼吸音化
肺に接する大部分の胸壁で吸気時に聴取されるやわらかい音	粗い感じの音で、頸部気管上で聴取される。吸気よりも呼気で音が大きく聞こえる	太い気道の直上や気管周辺で聴取される。肺胞呼吸音より大きく、周波数は高く、呼気で大きく長時間持続する	肺胞呼吸音が減弱・消失している場合、両側性であれば慢性閉塞性肺疾患(COPD)が、片側性であれば胸水貯留、気胸、無気肺が疑われる	COPDや気管支喘息発作などで気道が閉塞傾向を示すため、呼気の延長が起こることがある	本来、肺胞呼吸音が聞こえるべき部位(胸壁など)で、気管支呼吸音が聞かれた場合は、肺内に音の伝わり方をよくするような無気肺や肺炎などの病変が存在する可能性がある

副雑音 (異常呼吸音) の分類

副雑音		名称	音の性質	原因
連続性副雑音 (ラ音)	高音	ウィーズ (笛声音)	ヒューヒュー、ピーピー	気管支喘息、心不全、COPD、気管支れん縮
	低音	ロンカイ (いびき音)	グーグー、ボーボー	気管支炎、肺炎 (分泌物の存在)
断続性副雑音 (ラ音)	粗い	コース・クラックル (水泡音)	ブツブツ	気管支拡張症、肺水腫 (うっ血性心不全)
	細かい	ファイン・クラックル (捻髪音)	ベリベリ、パチパチ、ブツブツ	間質性肺炎、肺線維症
非肺性副雑音		胸膜摩擦音	音の特徴が一定しない (ギューギュー)	胸膜炎

副雑音 (異常呼吸音) の聴取パターン

ロンカイ	ウィーズ	コース・クラックル	ファイン・クラックル
低調性連続性副雑音	高調性連続性副雑音	粗い断続性副雑音	細かい断続性副雑音

音のパターン

注) 線の長さが音の長さ、太さが音の強さを示す. 傾斜は音の高さで、右上がりは吸気を、右下がりは呼気を表す. 線の上に示した波線や小さな丸は、音の性状を模式的に表している

(山内豊明:フィジカルアセスメントガイドブック 第 2 版. p84, 医学書院, 2011)

- 聴診音からはかなりの情報が得られる. 耳を育てるには, 多くの音を聞いて聞き分ける努力をすることが大切
- 聴診で得られた情報から原因を特定し, 対処に結びつける. 音と原因は一対一ではないため, 他の情報も合わせて検討する

呼吸数・深さの異常

タイプ	状態	呼吸のパターン	疑われる疾患・状態
正常	回数：14~20 回 / 分 1 回換気量：500 mL 規則的	〜〜〜〜	
頻呼吸	回数：24 回以上 / 分 深さ：変化なし	〜〜〜〜〜	肺炎, 肺線維症, 発熱
徐呼吸	回数：12 回以下 / 分 深さ：変化なし	〜〜〜	頭蓋内圧亢進, 麻酔時, 脳卒中
多呼吸	回数：増加 深さ：増加	〜〜〜〜〜	呼吸窮迫症候群, 過換気症候群, 肺血栓塞栓症
少呼吸	回数：減少 深さ：減少	〜〜	死戦期 (死亡直前)
過呼吸	回数：変化なし (原則的に) 深さ：増加	〜〜〜〜	過換気症候群, 神経症, もやもや病
減呼吸 (浅呼吸)	回数：変化なし (原則的に) 深さ：減少	〜〜〜〜	呼吸筋麻痺
無呼吸	安静時呼息相で呼吸が一時的に停止した状態	————	睡眠時無呼吸症候群

呼吸のリズムの異常

タイプ	状態	呼吸のパターン	疑われる疾患・状態
クスマウル 呼吸	ゆっくりとした深く粗い規則的な呼吸	〜〜〜〜	糖尿病ケトアシドーシス, 尿毒症
チェーン・ ストークス 呼吸	無呼吸 (数秒~数十秒) →過呼吸→減呼吸→無呼吸のパターンを繰り返す	——◄████►——	心不全, 尿毒症, 脳出血, 脳腫瘍, 死戦期 (死亡直前)
ビオー呼吸	呼吸の深さに異常はないが, 切迫した呼吸の後に無呼吸時期がある	—◄███►——◄██►—	脳腫瘍, 脳挫傷, 髄膜炎, 脳炎

- リズムの異常をみとめた場合は, 新たな問題が生じている可能性がある. 原因はさまざまなため, 断定はできないが, 重症化を回避するために鑑別が必要となる. ただちに判断できるスタッフに連絡すること

人工呼吸器①

アラームの原因と対処法

アラーム	原因	対処法
気道内圧下限	・接続不良（回路） ・呼気弁不良 ・カフ漏れ・破損 ・努力呼吸の低下	・回路の各接続のはずれやゆるみを直す ・回路の破損があったら回路を交換 ・ウォータートラップやネブライザーカップのパッキングの破損の有無を確認 ・気管チューブのカフ圧漏れの確認
気道内圧上限	・回路の閉塞 ・喀痰によるチューブの詰まり	・回路の閉塞やつまりが原因であれば対応 ・気道内分泌物があるようであれば吸引
PEEP/CPAP 圧下限	・接続不良（回路） ・回路の漏れ ・挿管チューブの自己抜去	・回路の閉塞やつまりが原因であれば対応 ・原因追究ができなければ用手的換気に切り替える ・患者の肺側の問題であれば，設定を変える
呼吸回数上限	・患者の呼吸数が設定した回数より多い ・自発呼吸が多くなっている	・呼吸回数が上がる原因への対処 ・呼吸負荷制限の必要があれば鎮静薬の増量を検討 ・呼吸器の設定変更など
無呼吸	・自発呼吸の減少，停止 ・回路のはずれ	・原因追究と早急な対処 ・患者の呼吸回数の減少なので，呼吸抑制している原因を除去（鎮静薬などの薬物の減量），または人工呼吸器のサポートを増やす
低一回換気量 （低分時換気量）	・肺コンプライアンスの低下 ・気道抵抗の上昇 ・過鎮静 ・呼吸筋の低下 ・自発呼吸消失	・原因の追究と早急な対処 ・患者の呼吸回数の減少なので，呼吸抑制している原因を除去（鎮静薬などの薬物の減量），または人工呼吸器のサポートを増やす

注意点 アラームを停止させることだけを目的にしない！

・患者の状態をまず把握し，アラームが鳴った原因を追究し，対応がすんでからアラーム音を消すのが基本

アラームが鳴ったときの対応

1 まず、患者の状態（胸の動きなど）を確認し、人工呼吸器の回路のはずれがないか、回路内に水がたまっていないか、回路が折れ曲がっていないかなどを確認する

2 それでもアラームが鳴り続けるなら、いったん患者から人工呼吸器を外し、ジャクソン=リース回路などで用手換気を行う。このとき、決して電源を切ってはならない

3 人工呼吸器にテスト肺をつなぐ

4 患者の心拍数、血圧、SpO_2をチェックする。患者に苦痛などの自覚症状を確認する（鎮静が浅い場合）
※異常があれば人を呼び、緊急の対応を行う

5 異常がなければ、機械の側のアラームの原因を探る。呼吸器回路やモニターライインに破損はないか、回路にねじれやゆるみ、体位変換による屈曲や閉塞がないか、回路内に異常な水分の貯留はないか、ウォータートラップの位置は患者より低い位置でカップが下向きになっているかなどを確認する

6 回路のねじれを直すなど、原因に対処したうえで、アラームの音を消す（リセットはしない）

7 対応がすみ、患者のそばを離れるときには、再度、胸の動きなどを観察し、状態が安定していることを確認する。また、気道内圧、換気量などが設定どおり維持されているか、確認する

8 患者の自覚症状、苦痛の有無を確認し、対処できたか評価する

人工呼吸器の適応基準(左下表), 初期設定例(右下表)

〈絶対適応①〉 不適切な肺胞換気

1) 無呼吸
2) $PaCO_2 > 55$ mmHg（慢性高炭酸ガス血症を除く）
3) 切迫した低換気状態
　$PaCO_2$の上昇
　肺活量（VC）< 15 mL/kg
　解剖学的死腔（V_D）/ 一回換気量（V_T）
　> 0.6

〈絶対適応②〉 動脈血の不十分な酸素化

1) チアノーゼ（$FIO_2 ≧ 0.6$ にて）
2) pH ≦ 7.30
3) $PaO_2 < 70$ mmHg（$FIO_2 ≧ 0.6$ にて）
4) その他の酸素化障害の指標
　肺胞動脈血酸素分圧較差（A-aDO_2）>
　300 mmHg（$FIO_2 = 1.0$）
　シャント率（Qs/Q_T）> 15〜20%

〈相対適応〉

換気パターン、機能の保持：頭蓋内圧亢進、循環不全など
呼吸による代謝消費量の減少：慢性呼吸不全、循環不全など

項目	設定
吸入酸素濃度（FIO_2）	1.0
呼気終末陽圧（PEEP）	3〜5 cmH$_2$O
換気モード	慣れたモード
・1回換気量	6〜8 mL/kg
・I/E 比	1：2〜1：3
・吸気流速	30（〜70）L/分
・流速波形	矩形波、減衰波
・呼吸回数	12(10〜20)回/分（機械回数）
圧支持（PS）	10 cmH$_2$O
*必要時トリガー	
・圧トリガー	−1〜−2 cmH$_2$O
・フロートリガー	機種により設定が異なる（目安：−3 L/分程度）

人工呼吸器②

換気様式

換気様式	従量式換気（VCV）	従圧式換気（PCV）
特徴	一定の容量	一定の圧力
設定	一回換気量	最高気道内圧
その他の設定	吸気流速	吸気時間
利点	コンプライアンスや気道抵抗の変化があっても、一回換気量は一定に供給される	コンプライアンスや気道抵抗の変化にかかわらず、最高気道内圧が一定に保たれる
欠点	コンプライアンスや気道抵抗の変化により、最高気道内圧が変動する	コンプライアンスや気道抵抗があった場合に、一回換気量が変動する

主な換気モード

※下記 1）〜4）は「従量式換気（VCV）」のときの波形

1）CMV：continuous mandatory ventilation（持続的強制換気）

　すべての換気が強制的に行われる換気モード．自発呼吸がない（無呼吸）場合は設定された換気条件で換気される（調節換気）．自発呼吸がある場合は自発呼吸（吸気努力）を検知〔トリガー（図中の↑）して換気をする（補助換気）．この2つが混合したものが補助／調節換気（A/C：assist/control）で、自発呼吸がなくなると自動的に調節換気になる

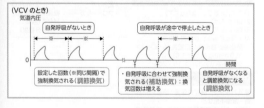

48

2) SIMV：synchronized intermittent mandatory ventilation（同期式間欠的強制換気）

SIMV は自発呼吸と強制換気（設定された回数）が混在した換気モードで，自発呼吸（吸気努力）に同期してガスが送られる．自発呼吸が停止すると，設定された強制換気回数で換気される．人工呼吸器からのウィーニング（離脱）に使用される

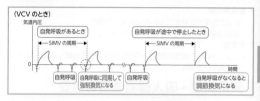

3) PSV：pressure support ventilation（圧支持換気）

自発呼吸があるときに使用される換気モード．自発呼吸（吸気努力）をトリガーしたときに設定した吸気圧（気道内圧）を維持するように換気が行われる．PSV では患者の吸気努力や体位などによって一回換気量，吸気流量，吸気時間が変化する．つまり，患者の自発呼吸の強さによって一回換気量が異なる．自発呼吸が停止すると，強制換気（バックアップ換気）に自動的に移行する

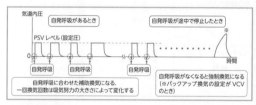

4) SIMV + PSV

PSV と強制換気が混合した換気モードで，換気回数は保たれていても分時換気量が不足している場合などに使用される

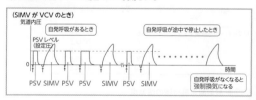

酸素療法の管理

酸素投与の適応

1) 低酸素血症
- 動脈血酸素分圧 (PaO_2) 60 mmHg 以下の場合
- 動脈血酸素飽和度 (SaO_2) 90% 以下の場合

2) その他
- ショック状態や高度の貧血，一酸化炭素中毒など組織への酸素供給が阻害されている場合

酸素流量・吸入酸素濃度の目安

酸素投与器具	酸素流量 (L/分)	吸入酸素濃度 (%)
鼻カニューレ	1	24
	2	28
	3	32
	4	36
	5	40
	6	44
簡易酸素マスク	5~6	40
	6~7	50
	7~8	60
ベンチュリーマスク	青　　4	24
	黄　　4	28
	白　　6	31
	緑　　8	35
	ピンク　8	40
	オレンジ　10	50
ネブライザー付き酸素吸入器	最低でも5 L/分以上が必要	
リザーバー付き酸素マスク	6	60 以上
	7	70 以上
	8	80 以上
	9	90 以上
	10	91 以上

POINT　酸素療法施行時の留意点

- 酸素投与中，特に高濃度投与中は乾燥しがちである．口腔内の粘膜，痰の性状を確認し，加湿に気をくばる必要がある

酸素ボンベの残量早見表
（500 L 酸素ボンベの場合）

使用可能時間

酸素流量(L/分) ＼ 圧力表示値 Mpa	0.5	1	2	3	4	5	6	7	8	9	10	11	12	13	14
kgf/cm²	5	10	20	30	40	50	60	70	80	90	100	110	120	130	140
0.5	20分	50分	1時間40分	2時間40分	3時間30分	4時間30分	5時間20分	6時間20分	7時間10分	8時間	9時間	9時間50分	10時間50分	11時間40分	12時間40分
1	10分	25分	50分	1時間20分	1時間45分	2時間15分	2時間40分	3時間10分	3時間35分	4時間	4時間30分	4時間55分	5時間25分	5時間50分	6時間20分
2	5分	12分	25分	40分	52分	1時間7分	1時間20分	1時間35分	1時間47分	2時間	2時間15分	2時間27分	2時間42分	2時間55分	3時間10分
3	3分	8分	16分	26分	35分	45分	53分	1時間3分	1時間11分	1時間20分	1時間30分	1時間38分	1時間48分	1時間56分	2時間6分
4	2分	6分	12分	20分	26分	33分	40分	47分	53分	1時間	1時間7分	1時間13分	1時間21分	1時間27分	1時間35分
5	2分	5分	10分	16分	21分	27分	32分	38分	43分	48分	54分	59分	1時間5分	1時間10分	1時間16分
6	1分	4分	8分	13分	17分	22分	26分	31分	35分	40分	45分	49分	54分	58分	1時間3分
7	1分	3分	7分	11分	15分	19分	22分	27分	30分	34分	38分	42分	46分	50分	54分
8	1分	3分	6分	10分	13分	16分	20分	23分	26分	30分	33分	36分	40分	43分	47分
9	1分	2分	5分	8分	11分	15分	17分	21分	23分	26分	30分	32分	36分	38分	42分
10	1分	2分	5分	8分	10分	13分	16分	19分	21分	24分	27分	29分	32分	35分	38分

酸素流量（L/分）

凡例：
- 46〜59分以下
- 30〜45分以下
- 30分未満（使用不可、ボンベ交換）

※酸素流量を表す数字は、1時間40分（100分）以下では小数点一の位を切り捨て、1時間40分（100分）以上では小数点以下を切り捨てている

注意点　酸素ボンベ施行時の注意点

- 「流量を設定しても開栓されていない」「知らない間に残量がなくなっていた」というインシデントがよく見受けられる．アラームがないため、医療者側で十分な確認が必要

51

血液ガスデータ，酸塩基平衡

動脈血液ガスデータの基準値

項目	正常値
pH	7.35～7.45
Pa_{O_2} (動脈血酸素分圧)	80～100 Torr (mmHg)
Pa_{CO_2} (動脈血二酸化炭素分圧)	36～44 Torr (mmHg)
HCO_3^- (重炭酸イオン)	22～26 mEq/L
Sa_{O_2} (動脈血酸素飽和度)	96～99%
BE (塩基過剰)	− 2.2～＋ 2.2 mEq/L
O_2Hb (酸素化ヘモグロビン)	95～98%
Na^+	135～149 mEq/L
K^+	3.6～5.0 mEq/L
アニオンギャップ	12 mEq/L
乳酸	0.8～1.2 mmol/L
血糖	70～110 mg/dL

アシドーシスとアルカローシスの分類と原因

分類	主な症状	考えられる原因
代謝性アシドーシス	クスマウル呼吸，意識障害，昏睡など	乳酸アシドーシス，ショック，糖尿病，腎不全，飢餓，フルクトース急速輸液，メタノール中毒，サリチル酸中毒など
呼吸性アシドーシス	意識障害（CO_2ナルコーシス），徐脈，血圧低下など	中枢性呼吸抑制（脳血管障害，脳外傷，麻酔薬，鎮静薬），慢性閉塞性肺疾患（COPD），喘息発作，重症筋無力症，肺水腫など
代謝性アルカローシス	不整脈，意識障害，けいれん，低カルシウム血症など	胃液の大量嘔吐や胃内容の持続吸引，下痢，腎からの酸排泄増加，重炭酸ナトリウムの過剰投与，血液製剤の多量投与など
呼吸性アルカローシス	四肢のしびれ，テタニー，意識障害など	過換気症候群（不安，興奮などによる），肺水腫，気管支喘息，呼吸中枢（中枢神経系）障害など

酸塩基平衡異常の臨床分類

	一次性変化		代償	代謝性変化	
代謝性 アシドーシス	pH ↓ ←	$\dfrac{HCO_3^- ↓}{Paco_2}$	呼吸性	pH ↓↑ ←	$\dfrac{HCO_3^- ↓}{Paco_2 ↓}$
代謝性 アルカローシス	pH ↑ ←	$\dfrac{HCO_3^- ↑}{Paco_2}$	呼吸性	pH ↑↓ ←	$\dfrac{HCO_3^- ↑}{Paco_2 ↑}$
呼吸性 アシドーシス	pH ↓ ←	$\dfrac{HCO_3^-}{Paco_2 ↑}$	代謝性	pH ↓↑ ←	$\dfrac{HCO_3^- ↑}{Paco_2 ↑}$
呼吸性 アルカローシス	pH ↑ ←	$\dfrac{HCO_3^-}{Paco_2 ↓}$	代謝性	pH ↑↓ ←	$\dfrac{HCO_3^- ↓}{Paco_2 ↓}$

↑または↓：一次性変化，↑または↓：代償性変化
HCO_3^-：腎臓で調節，代謝異常で変化する
$Paco_2$：呼吸で調節，呼吸異常で変化する
〔O'Callaghan CA, 飯野靖彦（訳）：一目でわかる腎臓　第2版. p52, メディカル・サイエンス・インターナショナル, 2007〕

酸塩基平衡障害の簡易診断法

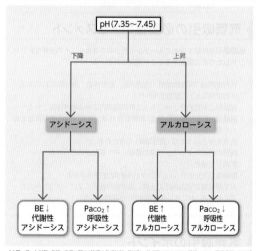

〔中西一浩，小川龍：代謝・栄養に関する管理の基礎知識，早川弘一他（編）：ICU・CCU看護. p211, 医学書院, 2013〕

気管吸引（成人）

適切なサイズの吸引カテーテルの選択

吸引カテーテルは，気管チューブの内径（mm）の1/2以下のサイズ（Fr）を選択する．1 Fr ≒ 033 mm

気管チューブの内径（mm）	吸引カテーテルのサイズ（Fr）
7 mm	10 Fr
7.5 mm	10 Fr
8 mm	12 Fr
8.5 mm	12 Fr
9 mm	12 Fr
9.5 mm	14 Fr
10 mm	14 Fr

気管吸引の必要性のアセスメント

気管吸引は時間を決めてルーチンに行うのではなく，その必要性をアセスメントしたうえで実施することが推奨されている

- 努力性呼吸（呼吸数増加，浅速呼吸，陥没呼吸，補助筋活動の増加，呼気延長など）の増強がみられる
- 視覚的に気管内チューブや人工呼吸回路内に分泌物が確認される
- 副雑音（低音性連続性ラ音）が聴取される，または呼吸音の減弱をみとめる
- 喀痰を伴う湿った咳（湿性咳嗽）をみとめる
- 胸部の触診によって，ガスの移動に伴う振動が感じられる
- 誤嚥した場合
- 動脈血ガス分析やSp_{O_2}モニタで低酸素血症をみとめる
- 人工呼吸器で気道内圧の上昇，換気量の低下，フローボリュームカーブにおける"のこぎり歯状の波形"が確認される

（日本呼吸療法医学会気管吸引ガイドライン改訂ワーキンググループ：気管吸引ガイドライン2013―成人で人工気道を有する患者のための．人工呼吸 30：80，2013）

気管吸引のポイント

1）開放式気管吸引・閉鎖式気管吸引共通のポイント

- 気管吸引の実施前には，口鼻腔，カフ上部（人工気道にカフ上部吸引ポートがある場合）の吸引を実施する
- 吸引圧は20 kPa（150 mmHg）を超えないように吸引カテーテルを完全に閉塞させて設定する

- 吸引カテーテル挿入の長さは，人工気道＋2〜3cm程度にとどめ，カテーテルが気管分岐部に当たらないように注意する

- カテーテルを目安の長さまで挿入したら，10秒以内で吸引を行う。低酸素血症のリスクがあるため，1回の吸引時間は15秒以内にすることが推奨されている
- 必要に応じてパルスオキシメーターでSpo₂値を確認するようにするが，吸引中の数値が反映されるまでに数十秒のタイムラグがあることに留意する
- 患者の状態によっては，吸引前に酸素化を行う

2）閉鎖式気管吸引のポイント

- 気管チューブとL字型コネクタの接続部がはずれやすいため，しっかりと押さえて操作する
- 吸引後，「引き戻し位置確認マーク」が適切な位置に来るまで吸引カテーテルを引き戻した後 (a)，洗浄液注入ポートに専用洗浄液を接続して陰圧をかけながらカテーテル内腔の分泌物を洗浄すること (b) を忘れないよう留意する

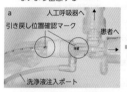

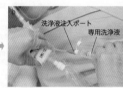

- 閉鎖式吸引カテーテルの交換時期は製品により異なるが，24〜72時間ごとに交換するものが多い。交換忘れを予防するために，既製のシールなどに次回交換の日付・曜日を記入して貼付しておく

実施後の評価

- □ 吸引実施前にみられた所見が消失または改善したか
- □ 顔色
- □ 呼吸数，努力呼吸・呼吸困難感の有無
- □ 呼吸音（聴診）
- □ 胸郭の動き
- □ Spo₂
- □ 分泌物の量・性状（色，粘稠度，におい）
- □ 出血の有無
- □ 咳嗽力

電解質異常，微量元素の欠乏症状

電解質異常

異常	症状	機序 / 疾患
高ナトリウム血症 血清ナトリウム 150 mEq/L 以上	・口渇 ・皮膚緊張の低下 ・倦怠感，昏迷，傾眠傾向 ・高度では不穏，けいれん，昏睡など	・水分喪失（発熱，熱傷など） ・腎からの水喪失の増加（尿崩症など） ・視床下部の障害（口渇の低下など） ・ナトリウムの過剰負担（不適切輸液） ・ナトリウム貯留（原発性アルドステロン症，クッシング症候群など）
低ナトリウム血症 血清ナトリウム 134 mEq/L 以下	・120 mEq/L 以下：食欲不振，悪心・嘔吐，性格の変化など ・110 mEq/L 以下：けいれん，嗜眠，錯乱状態，昏睡など	・ADH 分泌不適合症候群（低浸透圧にもかかわらず抗利尿ホルモン分泌が持続） ・水分摂取が腎で排出可能な自由水の排出量を上回る ・尿細管の水透過性が亢進
高カリウム血症 血清カリウム 5.0 mEq/L 以上	・筋力低下，麻痺 ・不整脈，心電図のテント状 T 波 ・悪心・嘔吐，下痢 ・高度では致死的不整脈	・カリウムの細胞外への移行（急性アシドーシス） ・カリウムの腎からの排泄障害 ・カリウム摂取の増加
低カリウム血症 血清カリウム 3.5 mEq/L 以下	・筋脱力，筋麻痺 ・心電図上，T 波の平低化 ・多尿，多飲 ・便秘，麻痺性イレウス	・カリウム摂取不足 ・カリウムの細胞内への移行（代謝性アルカローシス） ・体外へのカリウム喪失（利尿薬の長期投与，鉱質コルチコイドの過剰分泌など）
高カルシウム血症 血清カルシウム 10.5 mg/dL 以上	・悪心・嘔吐，食欲低下 ・頭痛，いらいら感 ・筋力低下 ・多尿，多飲 ・高度では意識障害（傾眠傾向，昏睡）	・悪性腫瘍に随伴した副甲状腺ホルモン関連蛋白の分泌 ・原発性副甲状腺機能亢進症 ・サルコイドーシスなどの肉芽腫 ・ビタミン D 製剤
低カルシウム血症 血清カルシウム 8.5 mg/dL 以下	・テタニー，手足のけいれん ・血圧低下，不整脈 ・異常感覚，情緒不安定 ・クヴォステック徴候やトルソー徴候の有無は重症度の判定に有用	・カルシウム摂取不足 ・甲状腺ホルモンの欠乏または作用不全（副甲状腺機能低下症） ・ビタミン D 作用の低下（紫外線曝露不足によるビタミン D 不足）

異常	症状	機序 / 疾患
高マグネシウム血症 血清マグネシウム 2.4 mEq/L 以上	・悪心・嘔吐 ・徐脈、血圧低下 ・呼吸窮迫、反射低下 ・重度では呼吸抑制、昏睡、心停止	・腎機能低下によるマグネシウム排泄障害 ・副腎皮質障害（アジソン病）による糖質コルチコイドなどの分泌低下で生じるマグネシウム排泄障害 ・マグネシウム剤の過剰投与
低マグネシウム血症 血清マグネシウム 1.8 mEq/L 未満	・食欲不振、悪心・嘔吐 ・嗜眠、衰弱 ・人格変化 ・テタニー、振戦、筋肉の収縮	・腎の再吸収障害によるマグネシウム排泄増加 ・腸切除、飢餓などによるマグネシウム吸収不全 ・ループ利尿薬などによる腎からの二次性喪失
高リン血症 血清リン 4.3 mg/dL 以上（成人） 7 mg/dL 以上（子ども）	・無症状のことが多い ・低カルシウム血症を伴う場合は、けいれんやテタニーなど神経と筋の異常を示す	・ビタミン D 過剰摂取による小腸のリン吸収、骨吸収促進 ・甲状腺ホルモン・副甲状腺ホルモンの影響によるリン再吸収 ・低カルシウム血症の影響（反比例）
低リン血症 血清リン 2.3 mg/dL 以下	・筋力低下、筋萎縮、振戦 ・感覚異常など	・ビタミン D 欠乏でリン吸収・骨吸収障害 ・副甲状腺機能亢進症でリン再吸収抑制 ・慢性下痢（リン吸収障害）

POINT 電解質異常への対応のポイント

・電解質異常は体液の状態にも左右されるため、脱水の鑑別、腎機能・心肺機能の状態観察も重要となる
・高カリウム血症は致死的不整脈に移行するおそれがあるため、心電図モニターの観察を行い、異常の早期発見に努める

微量元素の欠乏症状

名称	欠乏症状
亜鉛 (Zn)	・成長障害や免疫機能低下、性腺の発育・機能障害、皮膚炎、慢性下痢、低アルブミン血症、味覚障害
銅 (Cu)	・貧血、白血球減少、骨変化
マンガン (Mn)	・成長阻害や骨形成異常、血液凝固能の異常、生殖能力の欠如、運動失調、脂質と糖質の代謝異常など
ヨウ素 (I)	・甲状腺腫や甲状腺機能低下症
セレン (Se)	・筋肉痛、心筋症
クロム (Cr)	・耐糖能異常や成長障害、蛋白質の代謝異常

糖尿病

三大合併症

1) 糖尿病腎症

糖尿病に長期罹患（5年以上）後，微量アルブミンが尿中にみられた場合には，糖尿病腎症を考える．予防として，血圧および血糖コントロール（HbA1c 7.0% 未満）を適切に行い，定期的に血液検査を受けるように指導する

2) 糖尿病網膜症

糖尿病患者で，①眼科を受診せずに未治療で数年間放置し，②小さな虫のようなものがみえたり（飛蚊症），黒いカーテンがかかったようにみえたりする（硝子体出血）などの自覚症状がある場合，糖尿病網膜症を考える．予防として，血糖コントロールを適切に行い，定期的に眼底検査を受けるよう指導する

3) 糖尿病神経障害

糖尿病患者で，①両側の足先・足裏における，しびれ，疼痛，感覚低下，感覚異常のうちいずれかの自覚症状，②両側のアキレス腱反射の低下・消失，③両側の内踝振動覚の低下をみとめる場合，糖尿病神経障害を考える．治療は，血糖コントロール，疼痛管理，代謝改善などの対症療法が中心となる

糖尿病性昏睡

	糖尿病ケトアシドーシス	高血糖高浸透圧症候群
年齢	・若年者に多い	・高齢者に多い
病型	・1型糖尿病に多い ・2型糖尿病でも起こりうる	・2型糖尿病に多い ・軽度の糖尿病でも起こりうる
誘因	・インスリンの自己中断・減量，感染症，暴飲暴食，胃腸障害，ストレスなど	・心血管障害，脱水，感染症，高カロリーの点滴，薬剤の影響など
症状	・倦怠感，血圧低下，脱水，意識障害，クスマウル呼吸，呼気のアセトン臭	・意識障害，高度な脱水，けいれん・麻痺などの神経症状
血糖値	・多くの場合，500 mg/dL 以上	・多くの場合，800 mg/dL 以上
尿ケトン体	・強陽性	・正常〜弱陽性
動脈血 pH	・身体が酸性状態に傾く	・正常

低血糖

1) 症状

交感神経症状 血糖値が正常の範囲を超えて急速に降下した結果として生じる症状	・脱力感，冷汗，不安感，動悸，手指振戦，顔面蒼白など
中枢神経症状 血糖値が 50 mg/dL 程度に低下したことにより生じる症状．中枢神経のエネルギー不足を反映	・頭痛，目のかすみ，空腹感，眠気，あくび ・50 mg/dL 以下では意識レベルの低下，異常行動，けいれんなどが出現し，昏睡に陥る

> **注意点** 無自覚性の低血糖に注意する
>
> ・自律神経障害のために交感神経症状が欠如する場合や，低血糖を繰り返し経験する場合には，無自覚性の低血糖があるので注意

2) 対処・処置 (血糖値 70 mg/dL 以下または低血糖症状の出現時)

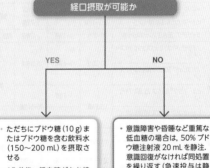

経口摂取が可能か

YES

・ただちにブドウ糖 (10 g) またはブドウ糖を含む飲料水 (150〜200 mL) を摂取させる
・15 分後，低血糖がなお持続するようならば再度同一量を飲ませる
・症状がおさまっても再び血糖値が低下する可能性があるため，食事前であれば食事を，次の食事まで 1 時間以上あれば炭水化物を 1〜2 単位摂取させる

NO

・意識障害や昏睡など重篤な低血糖の場合は，50% ブドウ糖注射液 20 mL を静注．意識回復がなければ同処置を繰り返す (急速投与は静脈炎を併発するので注意)
・意識が回復すれば炭水化物の経口摂取を勧める
・血糖値が改善しても意識が回復しない場合，脳浮腫対策を要する場合もある

★低血糖は 1 人ひとり原因が異なるため，原因を特定して再発予防に努めることが重要

59

糖尿病治療薬

インスリン製剤（作用時間による分類）

すべてプレフィルド製剤（インスリン薬液と注入器が一体化した製剤）で，3 mL = 300 単位含有

分類	商品名	作用発現時間	最大作用時間	作用持続時間	注射時間
超速効型	フィアスプ®注フレックスタッチ®	ノボラピッド®よりも5分速い	1~3時間	4~5時間	食事開始時2分以内
	ルムジェブ®注ミリオペン®	ヒューマログ®よりも約6分速い		4時間	食事開始から20分以内
	ノボラピッド®注フレックスタッチ®	10~20分		4~5時間	食直前
	ノボラピッド®注フレックスペン®				
	ノボラピッド®注イノレット®				
	ヒューマログ®注ミリオペン®	15分未満		約5時間	
	アピドラ®注ソロスター®				
速効型	ノボリン®R注フレックスペン®	約30分	1~3時間	約8時間	食前30分
	ヒューマリン®R注ミリオペン®	30分~1時間		5~7時間	
配合溶解	ライゾデグ®配合注フレックスタッチ®	10~20分	1~3時間	>42時間	食直前1日1~2回
混合型（超速効+中間）	ノボラピッド®30ミックス注フレックスペン®	10~20分	1~4時間	約24時間	食直前
	ノボラピッド®50ミックス注フレックスペン®				
	ヒューマログ®ミックス25注ミリオペン®	15分未満	1~6時間	18~24時間	
	ヒューマログ®ミックス50注ミリオペン®		1~4時間	18~24時間	
混合型（速効+中間）	ノボリン®30R注フレックスペン®	約30分	2~8時間	約24時間	食前30分
	イノレット®30R注				
	ヒューマリン®3/7注ミリオペン®	30分~1時間	2~12時間	18~24時間	
中間型	ノボリン®N注フレックスペン®	約1.5時間	4~12時間	約24時間	1日1~2回一定時刻
	ヒューマリン®N注ミリオペン®	1~3時間	8~10時間	18~24時間	
持続型溶解	レベミル®注フレックスペン®	約1時間	3~14時間	約24時間	1日1回一定時刻
	レベミル®注イノレット®				
	トレシーバ®注フレックスタッチ®	該当なし（定常状態）	明らかなピークなし	>42時間	
	ランタス®注ソロスター®	1~2時間		約24時間	
	ランタス®XR注ソロスター®＊			24時間超	

＊1 トレシーバ7：ノボラピット3の割合で配合された製剤
★唯一，1.5mL = 450 単位含有製剤。他のインスリンと濃度が異なるため，シリンジでインスリンを抜き取らないこと
※後発医薬品は，紙面の関係上除いている

その他の糖尿病注射薬

1) GLP-1 受容体作動薬，GIP/GLP-1 受容体作動薬

下部消化管より分泌されるホルモンであるグルカゴン様ペプチド-1 (GLP-1)，グルコース依存性インスリン分泌ポリペプチド(GIP)を製剤化した注射薬

	一般名	商品名	用法	用量	最大用量
GLP-1 受容体作動薬	リラグルチド	ビクトーザ® 皮下注 18 mg	1日1回 朝または夕	0.9 mg/日を維持量として，1回 0.3 mg から開始，1週間以上の間隔で0.3 mg ずつ増量	1.8 mg/日
	セマグルチド	オゼンピック® 皮下注 0.25・0.5・1.0 mg SD (単回使用型)	週1回	0.5 mg/週を維持量として，0.25 mg から開始，4週間投与後0.5 mg に増量	1.0 mg/週
		オゼンピック® 皮下注 2 mg			
	エキセナチド	バイエッタ® 皮下注 5 µg・10 µg ペン 300	1日2回 朝夕食前 60 分以内	1回5 µg から開始，投与1か月以上経過後，1回10 µg，1日2回投与に増量可能	20 µg/日
	リキシセナチド	リキスミア® 皮下注 300 µg	1日1回 朝食前 60 分以内	1日1回10 µg から開始，1週間以上の間隔で5 µg ずつ増量	20 µg/日
	デュラグルチド	トルリシティ® 皮下注 0.75 mg アテオス® (単回使用型)	週1回	1回0.75 mg	0.75 mg/週
GIP/GLP-1 受容体作動薬	チルゼパチド	マンジャロ® 皮下注 2.5・5・7.5・10・12.5・15 mg アテオス® (単回使用型)	週1回	5 mg/週を維持量として，2.5 mg から開始，4週間以上の間隔で2.5 mg ずつ増量	15 mg/週

2) 持効型溶解インスリンと GLP-1 受容体作動薬の配合製剤

商品名	用法	用量	最大用量
ゾルトファイ® 配合注フレックスタッチ® (トレシーバ®/ビクトーザ®)	1日1回	初期は1日1回10 ドーズ，1ドーズ＝トレシーバ® 1単位：ビクトーザ® 0.036 mg	50 ドーズ/日以下
ソリクア® 配合注ソロスター® (ランタス®/リキスミア®)	1日1回 朝食前 60 分以内	初期は1日1回5〜10 ドーズから開始，1ドーズ＝ランタス® 1単位：リキスミア® 1 µg	20 ドーズ/日以下

POINT 副作用と対策

- GLP-1 受容体作動薬，GIP/GLP-1 受容体作動薬では，胃部不快感，悪心，嘔吐，下痢などの消化器症状が起こりうる．消化器症状を増強させないために，低用量から投与開始し，副作用による症状を注意深く観察しながら，用量の漸増を行う

- 単独使用では低血糖は起こりにくいが，多剤併用では低血糖の可能性が高まる

- まれに急性膵炎が起こる可能性がある．膵炎の既往のある患者には慎重に投与する

主な客観的栄養指標

栄養療法の適応

1) 経口摂取では必要な栄養量を満たすことができない患者
2) 食事の経口摂取が不十分と予測される患者（意識障害，摂食・嚥下障害など）
3) 栄養障害のある患者，またはそのリスクがきわめて高い患者
   （10% 以上の体重減少，標準体重の 80% 以下，血清アルブミン 3.0 mg/dL 以下，総リンパ球数 1,200/μL 以下など）

身体測定による栄養状態の評価

1) 成人の栄養状態の評価

項目名	略称	計算式，測定法	評価
体格指数	BMI	$\dfrac{体重 (kg)}{身長 (m)^2}$	18.5 未満：やせ 18.5 以上 25 未満：標準 25 以上：肥満
% 理想体重	% IBW	$\dfrac{測定時体重 (kg)}{〔身長 (m)^2〕 \times 22}$	栄養障害 軽度：80～90% 中等度：70～79% 高度：70% 未満
体重減少率	% LBW	$\dfrac{(通常体重－測定時体重)}{通常体重} \times 100$	1 週間で 2% 以上 or 1 か月で 5% 以上の体重減少 ⇒有意な変化
上腕三頭筋 皮下脂肪厚 （体脂肪量 の指標）	TSF (cm)	ピンチキャリパー（皮下脂肪厚計）などを用いて測定	※日本人の新身体測定基準値（JARD）2001 の平均値の 90% 以上が標準 脂肪減少率 軽度：80～90% 中等度：60～80% 高度：60% 未満
上腕筋囲長 （筋蛋白量 の指標）	AMC (cm)	上腕周囲長[※] (cm) －π× TSF (cm) ※実測値	JARD2001 の平均値の 90% 以上が標準 筋蛋白量消耗 軽度：80～90% 中等度：60～80% 高度：60% 未満
上腕筋面積 （筋蛋白量 の指標）	AMA (cm²)	〔上腕筋囲長 (cm)〕²÷4 π	性別や年齢などにより異なる JARD 2001 の基準値を参照

★栄養状態の評価ツールに主観的包括的評価（SGA）があり，急性期患者から在宅・施設入所患者まで幅広く使用されている

2) 小児の栄養状態の評価

指数	対象児	計算式	評価
カウプ指数	乳幼児	体重 (g) ÷身長 (cm)^2×10 または 体重 (kg) / 身長 (m)^2	13 未満：やせすぎ 15〜19：標準 22 以上：太りすぎ
ローレル指数	学童	体重 (kg) ÷身長 (cm)^3 × 10^7	100 未満：やせすぎ 115〜145：標準 160 以上：太りすぎ

POINT 小児の栄養状態を評価するうえでの留意点

- カウプ指数の評価基準は成長段階に応じて調節する（3 か月〜1 歳：標準値 16〜18、1〜2 歳：標準値 15〜17、3〜5 歳：標準値 14.5〜16.5）
- 年齢別身体計測基準値と大きく異なる体格の場合は上記の指標が使用できないため、成長曲線を用いるなど患者ごとに評価する

生化学データによる栄養評価

項目名	略称	基準値	半減期	評価
アルブミン	Alb	3.8〜5.2 g/dL	14〜21 日	栄養障害 軽度 3.0〜3.5 中等度 2.1〜2.9 高度 2.1 未満
プレアルブミン (トランスサイレチン)	PA (TTR)	21〜43 mg/dL	2 日	栄養障害 軽度 10〜15 中等度 5〜9 高度 5 未満
レチノール結合蛋白	RBP	男性：3.4〜7.7 mg/dL 女性：2.2〜6.0 mg/dL	0.5 日	栄養指標となる蛋白のなかで最も半減期が短く、鋭敏、腎不全で高値となる
トランスフェリン	Tf	男性：190〜300 mg/dL 女性：200〜340 mg/dL	7〜10 日	栄養障害 軽度 150〜200 中等度 100〜149 高度 100 未満
総コレステロール	T-cho	130〜220 mg/dL	9 日	栄養障害は 120 mg/dL 以下、日動変動が少なく、透析の影響を受けにくい
コリンエステラーゼ	ChE	200〜450 U/L	—	栄養障害で低下する．肝蛋白合成能の指標となる
総リンパ球数	TLC	> 2,000/μL	—	栄養障害 中等度 800〜1,200 高度 800 未満
亜鉛	Zn	70〜110 μg/dL	—	70 未満は生理活性物質の機能低下を考慮

栄養管理と経腸栄養剤の選択

栄養療法の選択

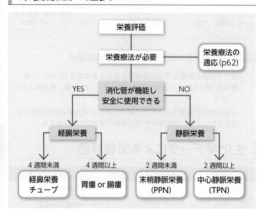

```
        栄養評価
           │
     栄養療法が必要 ──── 栄養療法の適応（p62）
           │
   消化管が機能し安全に使用できる
     YES ┃        ┃ NO
      経腸栄養        静脈栄養
    ┃     ┃      ┃       ┃
 4週間未満  4週間以上   2週間未満    2週間以上
 経鼻栄養   胃瘻or腸瘻  末梢静脈栄養   中心静脈栄養
 チューブ          （PPN）     （TPN）
```

経鼻栄養チューブ先端留置部位別の投与方法

特徴	留置部位	胃（幽門前）	空腸（幽門後）
栄養剤	種類	半消化態栄養剤、消化態栄養剤、成分栄養剤のいずれも適応	
	濃度	1.0～2.0 kcal/mL	
	浸透圧	高浸透圧でも投与可能 ※ただし、下痢がない場合に限る	≦ 300 mOsm/L （ポンプを使用しない場合）
投与量		一度に 300～400 mL の投与が可能 ※ただし、下痢がない場合に限る	ゆっくり少量ずつ投与 ※開始時は原則、経腸栄養ポンプを使用
投与速度		段階的に 300 mL/ 時までアップ可能	≦ 100 mL/ 時 ※ゆっくりアップする
メリット・デメリット		・チューブの挿入が容易 ・一度に投与できる量が多い ・胃での消化・殺菌作用がある ・下痢しにくい ・胃食道逆流を起こしやすく、誤嚥性肺炎のおそれ（チューブ口径に比例して高率：10Fr 以下推奨）	・胃食道逆流を起こしにくい ・チューブの挿入に手間がかかる ・必要エネルギー量の確保には長時間の投与が必要 ・下痢を起こしやすい ・ダンピング症状（冷汗、動悸、めまい、悪心、腹痛、下痢など）が起きやすい

（経鼻栄養チューブ先端留置部位別の投与方法　続き）

特徴	留置部位	胃（幽門前）	空腸（幽門後）
看護の ポイント	挿入時	・成人では 50 cm 以上挿入することで胃内に到達することが多い ・気泡音の確認，胃内容物（胃液）の吸引，X 線でチューブ先端の位置確認	・X 線透視下で挿入 ・挿入時に使用する造影剤の影響で下痢を起こしやすい
	管理	・鼻翼部の褥瘡発生に注意してテープ固定を行う ・チューブ留置位置のずれがないよう，チューブの位置確認を行う	
		・投与前は必ず気泡音（聴診器を心窩部に当て 10〜20 mL の空気を素早く注入したときの"コポッ"という音，さらに両下肺で気泡音が聴取されない）の確認をするが，この方法だけでは誤認することが多いため，胃内容物（胃液）を吸引して確認することが推奨される ・投与中，投与後 60 分（最低でも 30 分）はベッドアップ 30 度以上を保持する	・投与中も体位ドレナージが可能 ・栄養剤の流速がゆっくりであるため，3〜4 時間ごとに白湯 20 mL を注入してチューブの閉塞を予防する

経腸栄養剤

1）分類

	半消化態栄養剤	消化態栄養剤	成分栄養剤
窒素源	蛋白質	アミノ酸または低分子ペプチド	合成アミノ酸のみ
特徴	・消化管が正常に機能している必要がある ・5 大栄養素や食物繊維などの必要な栄養分はほぼ充足可能	・吸収に必要なエネルギーは少なく，消化吸収能が低下している場合も使用可能	・消化管からの吸収が容易である ・脂肪含有量がきわめて少なく，長期投与では脂肪乳剤を経静脈的に投与する必要がある

2）代表例

種類	成分 規格量	エネルギー (kcal)	蛋白質 (g)	脂質 (g)	食物繊維 (g)	水分 (g)	ナトリウム (mg)
半消化態 （標準）	ラコール®NF　200 mL	100	4.4	2.2	ー	85	74
	メイバランス®HP1.0　200 mL	100	5	2.5	1.2	84.3	110
半消化態 （高濃度）	エネーボ®　250 mL	120	5.4	3.8	1.9	81	92
	エンシュア®・H　250 mL	150	5.3	5.3	ー	77.6	120
	テルミール®ミニ　125 mL	160	5.8	6	0.5	75	80
	テルミール®2.0 α　200 mL	200	7.3	7.5	ー	70	100
消化態	ペプタメン®AF　200 mL	150	9.5	6.6	ー	77.5	120
	ツインライン®NF　400 mL	100	4.1	2.8	ー	85	69
成分栄養	エレンタール®　1 袋 1.0 kcal 300 mL	100	4.4	0.2	ー	ー	87

★各成分は 100 mL あたりの数値

摂食嚥下アセスメントと訓練

摂食嚥下アセスメント (5期モデル)

	先行期	準備期	口腔期	咽頭期	食道期
	食物を認識し、口に運ぶ	食物を口腔に取り込み、咀嚼によって食塊を形成する	食塊を舌で口腔から咽頭へ送り込む	嚥下反射により、食塊を咽頭から食道へ送り込む	食塊を食道から胃へ送り込む
各期の障害	食物が認識できない、口に運ぶペースや一口量がコントロールできない、食物を口に運べない、姿勢の保持困難	口唇閉鎖ができず、流涎や食物を食べこぼす。舌や頬筋の運動障害による食塊形成困難	舌や口腔周囲筋の運動障害により、食塊を口腔から咽頭へ送り込むことができない	嚥下反射が不十分、または起こるスピードが遅く、嚥下のタイミングがずれることで誤嚥や咽頭残留を起こす	胃食道逆流による嘔吐

ベッドサイドでできる摂食嚥下スクリーニングテスト

反復唾液嚥下テスト (RSST)	【目的】随意的な嚥下反射を起こす能力をみる 【方法】示指と中指で甲状軟骨を触知し、30秒間に何回空嚥下が行えるかを数える 【判定】30秒間に3回未満の場合は問題あり
改訂水飲みテスト (MWST)	【目的】液体を使って嚥下機能を評価する 【方法】3mLの冷水を嚥下してもらう。可能であれば空嚥下を2回行ってもらう。4点以上であれば、最大で2回繰り返し、最も悪い点を評点とする 【判定】 1点：嚥下反射なし、むせる and/or 呼吸切迫、2点：嚥下あり、呼吸切迫、3点：嚥下あり、呼吸良好、むせる and/or 湿性嗄声、4点：嚥下あり、呼吸良好、むせなし、5点：4点に加え、空嚥下が30秒以内に2回できる
フードテスト (FT)	【目的】食物を使って嚥下機能を評価する 【方法】ティースプーン1杯(約4g)のプリンまたはゼリーを嚥下させる 【判定】 1点：嚥下反射なし、むせる and/or 呼吸切迫、2点：嚥下あり、呼吸切迫、3点：嚥下あり、呼吸良好、むせる and/or 湿性嗄声、口腔内に中等度残留あり、4点：嚥下あり、呼吸良好、むせなし、口腔内の残留はほぼなし、5点：4点に加え、空嚥下が30秒以内に2回できる
頸部聴診音	【目的】誤嚥や下咽頭の貯留を聴診音によって判定し、嚥下障害をスクリーニングする 【方法】嚥下する際に咽頭部で生じる嚥下音と嚥下前後の呼吸音を頸部から聴診する

摂食嚥下リハビリテーション

障害のレベルによって基礎訓練（間接訓練）と摂食訓練（直接訓練）の比重や内容を選択する

1) 基礎訓練（間接訓練）：食物を使わずに嚥下にかかわる器官に刺激や運動を加える訓練

嚥下体操

目的：嚥下に関係する筋肉の拘縮予防や訓練

①深吸吸（数回繰り返す）　②深呼吸をしながら首を回す　③深呼吸をしながら首を倒す　④肩を上げ下げする

⑤両手を上げ、軽く背伸びする　⑥頬を膨らませたりすぼめたりする（2～3回繰り返す）　⑦左右の口角、上・下唇を舌で触れる（2～3回繰り返す）

⑧息がのどに当たるように強く吸って止め、3つ数えて吐く　⑨「パパパ」「ラララ」「カカカ」とゆっくり言う　⑩深呼吸（数回繰り返す）

開口訓練

目的：喉頭を持ち上げる力を鍛える

最大開口位まで開口させた状態で10秒間保持。これを1回とし、5回1セットで1日2セットの訓練を毎日行う

アイスマッサージ

目的：嚥下反射の誘発、冷覚刺激

大綿棒を氷水につけて、軟口蓋や咽頭部（特に前口蓋弓）を2～3回刺激した後、すぐに嚥下させる

2) 摂食訓練（直接訓練）：実際に食物を使った訓練

食品調整	対象の摂食嚥下障害の程度に合わせて食品の物性（硬さ、付着性、凝集性）や形態を調整することにより、咽頭残留や誤嚥を予防する。とろみ調整食品やゼリー化補助食品など
一口量の調整	安全かつ効果的な摂食訓練や食事介助のために一口量を調整する。一口量は小スプーン1杯程度とし、山盛りにならないようにする。口へ食物を運ぶペースにも注意
顎引き嚥下	誤嚥の防止や軽減のために、頸部前屈位（顎を引いた姿勢）にする。これにより、飲食物の咽頭残留を予防・軽減させる
複数回嚥下	一口につき、空嚥下を複数回行うことで咽頭残留を軽減させ、嚥下後の誤嚥を防止する

便の性状

性状	正常	異常
形状	固形, ソフト	コロコロ便(兎糞便), 硬便, 軟便, 泥状便, 水様便など
量	100〜250 g/日	食物・繊維性食品の摂取, 下痢・便秘で変化
回数	1〜3 回/日〜1 回/3 日	便秘:排便が数日に1回程度に減少し, 排便間隔不規則で便の水分含有量が低下している状態 下痢:便の水分量が増加し, 液体または半流動性の便を排泄する状態
pH	6.9〜7.2	下痢便は消化酵素を含みアルカリに傾く
色調	黄褐色	血便, 鮮血便, タール便, 灰白色便, 黄土色便

ブリストル便形状スケール

タイプ	特徴	
1. コロコロ便	木の実のようなコロコロした硬い固まりの便, または兎糞状の便	
2. 硬い便	短いソーセージ様の塊の便(塊便)	
3. やや硬い便	表面にひび割れのあるソーセージ様の便	
4. 普通便	表面がなめらかで軟らかいソーセージ, あるいはヘビのようなとぐろを巻く便	
5. 軟便	はっきりとした境界のある, 水分の多い軟らかい半固形の便	
6. 泥状便	境界が不明瞭でふにゃふにゃの不定形の小片便, 泥状・粥状の便	
7. 水様便	固形物を含まない液体状の便	

★便の状態を客観的に判断でき, 排便調整を行う際の指標となる

下痢の分類

分類		原因	
急性下痢	突然発症する下痢	感染性	クロストリジウム，サルモネラ，ノロウイルス，ロタウイルス，カンピロバクター，ブドウ球菌など
		薬剤性	下剤，抗菌薬，抗がん剤など
慢性下痢	4週間以上続く下痢	疾患による下痢	炎症性腸炎（潰瘍性大腸炎，クローン病），過敏性腸症候群，糖尿病，アミロイドーシスなど
		生活習慣による下痢	下剤乱用，アルコール，肉類・脂肪分の過食など

便秘の分類

分類		原因	特徴
機能的便秘	弛緩性便秘	腸管全体の弛緩に伴う蠕動低下 ・症候性（糖尿病，甲状腺機能低下，パーキンソン病，うつ病など） ・薬剤性（麻薬，抗うつ薬，抗コリン薬，副作用など） ・食物繊維の摂取や運動の不足による蠕動運動の低下	硬い便，腹部膨満感
	直腸性便秘	便意抑制（生活リズムの乱れ，肛門部痛など）による直腸充満，直腸の感受性や収縮力の低下，直腸の変形や骨盤底の位置異常（直腸瘤，直腸重積，会陰下垂）	排便困難感，残便感，便の回数増加
	けいれん性便秘	副交感神経の過緊張（ストレス，自律神経失調）により結腸がけいれん性に収縮し，便が停滞	コロコロ便，下痢と便秘が交互に起こる
器質的便秘		腸管の器質的異常によって生じる	

便失禁の分類

分類		原因
漏出性便失禁	便意なく，気づかないうちに失禁	内肛門括約筋機能の低下（加齢，直腸脱など）
切迫性便失禁	便意はあるが，トイレに間に合わず失禁	外肛門括約筋機能の低下（出産，肛門手術による損傷など）
混合性便失禁	漏出性，切迫性の両方の症状	内・外肛門括約筋機能の低下

> **POINT** 便失禁のケア

・便失禁が持続すると失禁関連皮膚炎（incontinence-associated dermatitis：IAD）を発症することがあるため，便失禁時は撥水性クリームなどの予防的スキンケアを行う必要がある

ストーマ

▶ストーマ装具交換

1) 必要物品

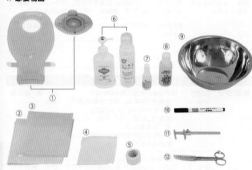

ストーマ装具（①），防水シーツ（②），ビニール袋（③），不織布ガーゼ（④），医療用粘着テープ（⑤），皮膚洗浄剤（石鹸，ボディソープなど⑥），粘着剥離剤（⑦），皮膚保護剤〔用手成形皮膚保護剤，粉状皮膚保護剤など（⑧）〕，洗面器（⑨），微温湯，油性ペン（⑩），ノギス（⑪），はさみ（⑫），個人防護具（手袋，エプロン）

2) 手順

1	必要物品を準備し，手洗い後，個人防護具を装着する
2	患者に座位か仰臥位になってもらい，腹部を露出する
3	寝衣を汚染しないように，防水シーツやビニール袋を使用し，保護する
4	粘着剥離剤を使用し，ストーマ装具を除去する
5	ストーマおよびストーマ周囲皮膚，剥離した面板を観察する
6	皮膚洗浄剤を用いて，ストーマ周囲皮膚を洗浄し，水分を拭き取る
7	ノギスを用いて，ストーマを計測する
8	ストーマサイズに合わせて，面板に印をつけ，はさみを用いてカットする
9	必要時，皮膚保護剤を使用する
10	ストーマ装具を装着する

- ストーマおよびストーマ周囲皮膚，排泄物の性状・量，面板の溶解・膨潤の有無を観察し，装具交換日数を設定する
- 患者のセルフケア状況，退院後の生活をアセスメントし，適切な装具，ケア方法を検討する

主なストーマ合併症

種類	原因	対策
発赤・びらん	・ストーマ排泄口の高さが低いことや，しわやくぼみによる排泄物の潜り込み ・面板ストーマ孔が大きい，装具交換日数が長いことによる排泄物の付着	・びらん部に粉状皮膚保護剤を散布する ・用手成形皮膚保護剤を使用し，しわやくぼみを補正する ・凸面装具を使用する ・面板を適切なサイズにカットする
ストーマ浮腫	・手術による腸間膜静脈の灌流障害 ・術前の腸粘膜の炎症 ・手術侵襲による炎症反応	・出血しやすいため，愛護的にケアする ・ストーマ粘膜に面板が接触しないように面板をストーマ基底径より大きめにカットする
ストーマ出血	・腫瘍性病変，潰瘍性病変 ・装具による損傷 ・皮膚粘膜移行部に生じた肉芽からの出血	・圧迫止血し，出血が止まらないようであれば医師に報告する ・止血効果のある創傷被覆材の使用，粉状皮膚保護剤の散布など出血の原因に応じて対策をする
ストーマ粘膜皮膚離開	・粘膜血流障害，腸管と皮膚の縫合部に緊張がかかった状態，低栄養などにより腸管断端と皮膚が離開	・創部を洗浄し，粉状皮膚保護剤や創傷被覆材を使用し，創部の便汚染を最小限にする
ストーマ壊死	・血流障害（腸間膜血管の過度な処理，挙上する腸管の過伸展・緊張，全身的な循環不全など）	・ストーマ粘膜の色調の変化，弾力性，光沢の消失の有無，ストーマ粘膜皮膚接合部の状態などを観察し，異常があれば医師に報告する

尿の性状と色調

1) 性状

	正常	異常		異常の原因・疾患
量	1,000～1,500 mL/日	無尿	100 mL/日以下	・腎前性：出血下痢，ショックなどによる腎血流量低下 ・腎性：糸球体腎炎，ネフローゼ症候群など ・腎後性：結石，腫瘍などによる尿管閉塞
		乏尿	500 mL/日以下	
		多尿	3,000 mL/日以上	・水分摂取量増加，水分排泄減少，腎機能低下
回数	5～6 回/日	頻尿	10 回/日以上	・多尿，下部尿路炎症，膀胱結石，膀胱腫瘍，排尿筋の過活動，心因性
比重	1.010～1.025	高比重	1.025以上	・脱水（下痢，嘔吐，熱性疾患），糖尿病，ネフローゼ症候群
		低比重	1.010以下	・水分過剰摂取，腎不全，腎盂腎炎，利尿薬，尿崩症
pH	4.8～7.5	アルカリ尿	7.4以上	・呼吸性・代謝性アルカローシス，尿路感染，アルカリ性薬物や植物性食品の摂取
		酸性尿	4.5以下	・呼吸性・代謝性アシドーシス，発熱，酸性の薬物摂取，運動後，肉食が多い
残尿量	50 mL以下	100 mL以上		・前立腺肥大，糖尿病や骨盤内手術に伴う末梢神経障害

2) 色調

正常	異常	異常の原因・疾患	色調
淡黄色	水様透明（希釈尿）	尿崩症，萎縮腎，糖尿病	
	黄褐色（濃縮尿）	脱水症，高熱時	
	赤褐色（血尿）	腎炎，結石症，尿路感染症，がん，出血性素因，特発性腎出血，溶血性貧血	
	ダイダイ色（ビリルビン尿）	肝炎，肝硬変，胆道閉塞	
	乳白色（乳び尿）	尿路感染症，転移がん，フィラリア症	

尿失禁の分類

分類	特徴	原因	膀胱・尿道の異常
腹圧性尿失禁	・重い物を持ち上げたり，咳やくしゃみなどで腹圧が上昇すると起こる突然の尿漏れ ・中年以降の女性に多い	・骨盤底筋群の筋力低下 ・尿道括約筋の筋力低下 ・加齢 ・出産 ・肥満	・尿道緊張性の低下
溢流性尿失禁	・膀胱内にたまった尿が意に反して少量ずつ漏れてしまう ・残尿感，排尿困難を伴う ・基礎疾患として，排泄障害がある	・骨盤内手術 ・糖尿病による末梢神経障害 ・前立腺肥大症 ・神経因性膀胱	・尿道の閉鎖・狭窄 ・膀胱の収縮力低下
切迫性尿失禁	・強い尿意切迫感とともに，尿をこらえきれずに漏らしてしまう ・女性に多い	・脳血管疾患や脊椎疾患 ・前立腺肥大症 ・膀胱結石 ・膀胱炎，前立腺炎 ・上記による過活動膀胱	・膀胱の不随意の収縮
機能性尿失禁	・体動が不自由で尿意を感じてもトイレまでたどり着けない，トイレがわからない，排泄行為が認識できないなどにより失禁してしまう	・運動障害 ・意思疎通困難 ・認知症	・膀胱・尿道の排尿機構は正常

下部尿路症状 (lower urinary tract symptoms：LUTS)

分類		症状	原因
蓄尿症状	尿をうまく溜められない	・頻尿 ・尿意切迫感 ・尿失禁　など	・神経因性（脳血管障害，パーキンソン病，脊髄疾患など） ・非神経性（下部尿路閉塞，加齢，膀胱炎，骨盤底筋の脆弱化など）
排尿症状	尿をうまく排出できない	・尿勢低下 ・尿線途絶 ・腹圧排尿 ・残尿 ・尿閉　など	・糖尿病 ・広汎子宮摘出 ・直腸切除術などに伴う神経障害 ・脊髄疾患 ・前立腺肥大 ・薬剤性　など
排尿後症状		・残尿感 ・排尿後滴下　など	・慢性前立腺炎 ・膀胱炎　など

ADL 評価スケール

バーセルインデックス (Barthel Index)

患者の自立に関する簡単な指数. 評価項目は 10 項目からなり, 総合点が 100 点になるように評点が分配されている

食事	10：自立, 必要に応じて自助具を使用して, 食物を切ったり, 調味料をかけたりできる
	5：食物を切ってもらう必要があるなど, ある程度介助を要する
	0：上記以外
車椅子と ベッド間の 移動	15：移動の全段階が自立している (ブレーキやフットサポートの操作を含む)
	10：移動の動作のいずれかの段階で最小限の介助や, 安全のための声かけ, 監視を要する
	5：移動に多くの介助を要する
	0：上記以外
整容	5：手洗い, 洗顔, 髪すき, 歯みがき, ひげそりができる
	0：上記以外
トイレ 動作	10：トイレ動作 (便器への移動, 衣服の始末, ふき取り, 水洗操作) が介助なしにできる
	5：安定した姿勢保持や衣服の着脱, トイレットペーパーの使用などに介助を要する
	0：上記以外
入浴	5：すべての動作を他人の存在なしに遂行できる (浴槽使用でもシャワーでもよい)
	0：上記以外
平地歩行	15：少なくとも 45 m, 介助や監視なしに歩ける (補助具や杖の使用は可, 車輪つき歩行器は不可)
	10：最小限の介助や監視下で少なくとも 45 m 歩ける (歩行器の使用も含む)
	5：歩行不可能だが, 自力で車椅子を駆動し少なくとも 45 m 進める
	0：上記以外
階段昇降	10：1 階分の階段を介助や監視なしに安全に上り下りできる (手すりや杖の使用は可)
	5：介助や監視を要する
	0：上記以外
更衣	10：すべての衣服 (靴のひも結びやファスナーの上げ下ろしも含む) の着脱ができる (治療用の補装具の着脱も含む)
	5：介助を要するが, 少なくとも半分以上は自分で, 標準的な時間内にできる
	0：上記以外
排便コン トロール	10：随意的に排便でき, 失敗することはない. 坐薬や浣腸も自分でできる
	5：時に失敗する, もしくは坐薬の使用や浣腸は介助を要する
	0：上記以外
排尿コン トロール	10：随意的に排尿でき, 必要な場合は尿器も使える
	5：時に失敗する, もしくは尿器の使用などに介助を要する
	0：上記以外

〔Mahoney FL, Barthel DW：Functional evaluation：The Barthel Index. Md State Med J 14 (2)：61-65, 1965 の飯島節訳による〕

★代表的な ADL 評価法であり, どの職種でも評価ができる. 100 点満点でも 1 人住まいが可能というわけではない. また, 介助量はわからない. 認知面に関する他の評価法と併用する

機能的自立度評価表 (FIM*)

ADL の評価法の1つで, リハビリテーションのための統一データシステムの中核をなす尺度. 患者の日常生活の観察などから, 実際に「している ADL」を採点し, 患者の自立度を評価する

FIM 運動項目	
セルフケア	
①食事	咀嚼, 嚥下を含めた食事動作
②整容	口腔ケア, 整髪, 手洗い, 洗顔など
③清拭	風呂, シャワーなどで首から下 (背中以外) を洗う
④更衣 (上半身)	腰より上の更衣および義肢装具の装着
⑤更衣 (下半身)	腰より下の更衣および義肢装具の装着
⑥トイレ動作	衣服の着脱, 排泄後の清潔, 生理用具の使用
排泄コントロール	
⑦排尿管理	排尿管理, 器具や薬剤の使用を含む
⑧排便管理	排便管理, 器具や薬剤の使用を含む
移乗	
⑨ベッド・椅子・車椅子	それぞれの間の移乗, 起立動作を含む
⑩トイレ	便器へ (から) の移乗
⑪浴槽・シャワー	浴槽, シャワー室へ (から) の移乗
移動	
⑫歩行・車椅子	屋内での移動, または車椅子移動
⑬階段	12〜14 段の階段昇降
FIM 認知項目	
コミュニケーション	
⑭理解	聴覚または視覚によるコミュニケーションの理解
⑮表出	言語的または非言語的表現
社会的認知	
⑯社会的交流	他の患者, スタッフなどとの交流, 社会的状況への順応
⑰問題解決	日常生活上での問題解決, 適切な判断能力
⑱記憶	日常生活に必要な情報の記憶

評価		
自立	7点	完全自立 (時間, 安全性含めて)
	6点	修正自立 (補装具など使用)
部分介助	5点	監視または準備
	4点	最小介助 (自身で 75% 以上を行う)
	3点	中等度介助 (自身で 50% 以上を行う)
完全介助	2点	最大介助 (自身で 25% 以上を行う)
	1点	全介助 (自身で 25% 未満しか行わない)

＊ : Functional Independence Measure の略

★日によるムラや日内変動が大きい場合は, 最も低い点をつける
★夜間も含めた ADL 状況で評価する

ADL 区分，判定基準

ADL 区分

項目	内容	支援のレベル
ベッド上の可動性	横になった状態からどのように動くか、寝返りをうったり、起き上がったり、ベッド上の身体の位置を調整する	0〜6点
移乗	ベッドからどのように、椅子や車椅子に座ったり、立ち上がるか（浴槽や便座への移乗は除く）	0〜6点
食事	どのように食べたり、飲んだりするか（上手、下手に関係なく）．経管や経静脈栄養も含む	0〜6点
トイレの使用	どのようにトイレ（ポータブルトイレ、便器、尿器を含む）を使用するか．排泄後の始末、おむつの替え、人工肛門またはカテーテルの管理、衣服を整える（移乗は除く）	0〜6点
		合計点

点数の基準

点数	ADL	内容
0点	自立	手助け、準備、観察は不要または1〜2回のみ
1点	準備のみ	物や用具を患者の手の届く範囲に置くことが3回以上
2点	観察	見守り、励まし、誘導が3回以上
3点	部分的な援助	動作の大部分（50%以上）が自分でできる 四肢の動きを助けるなどの体重（身体）を支えない援助を3回以上
4点	広範な援助	動作の大部分（50%以上）は自分ができるが、体重を支える援助（例：四肢や体幹の重みを支える）を3回以上
5点	最大の援助	動作の一部（50%未満）しか自分でできず、体重を支える援助を3回以上
6点	全面依存	まる3日間すべての面で他者が全面援助した（および本動作は一度もなかった場合）

	点数	23〜24	11〜22	0〜10
判定	区分	ADL区分3（重度）	ADL区分2（中等）	ADL区分1（軽度）

★医療療養病棟におけるADL区分．医療の必要度に応じた医療区分とあわせた患者分類により、診療報酬が算定される

★当日を含む過去3日間の全勤務時帯において、4項目（ベッド上の可動性、移乗、食事、トイレの使用）ごとに、0〜6点の範囲で最も近いものを選択し、その合計点数をつける．新入院（転棟）の場合は、入院（転棟）当日の状態で評価する

障害高齢者の日常生活自立度判定基準

生活自立	ランク J	何らかの障害などを有するが，日常生活はほぼ自立しており独力で外出する 1. 交通機関などを利用して外出する 2. 隣近所へなら外出する
準寝たきり	ランク A	屋内での生活はおおむね自立しているが，介助なしには外出しない 1. 介助により外出し，日中はほとんどベッドから離れて生活する 2. 外出の頻度が少なく，日中も寝たり起きたりの生活をしている
寝たきり	ランク B	屋内での生活はなんらかの介助を要し，日中もベッド上での生活が主体であるが，座位を保つ 1. 介助なしで車椅子に移乗し，食事・排泄はベッドから離れて行う 2. 介助により車椅子に移乗する
	ランク C	1日中ベッド上で過ごし，排泄・食事・着替えにおいて介助を要する 1. 自力で寝返りをうつ 2. 自力では寝返りもうてない

★判定にあたっては，日頃の状態で判断する
★補装具や自助具などの器具を使用した状態であっても差しつかえない

認知症のある高齢者の日常生活自立度判定基準

ランク	判定基準
I	何らかの認知症を有するが，日常生活は家庭内および社会的にほぼ自立している
II	日常生活に支障をきたすような症状・行動や意思疎通の困難さが多少みられても，誰かが注意していれば自立できる
IIa	家庭外で上記IIの状態がみられる
IIb	家庭内でも上記IIの状態がみられる
III	日常生活に支障をきたすような症状・行動や意思疎通の困難さがときどきみられ，介護を必要とする
IIIa	日中を中心として上記IIIの状態がみられる
IIIb	夜間を中心として上記IIIの状態がみられる
IV	日常生活に支障をきたすような症状・行動や意思疎通の困難さが頻繁にみられ，常に介護を必要とする
M	著しい精神症状や周辺症状あるいは重篤な身体疾患がみられ，専門医療を必要とする

★認知症の診断がなくても，家庭内でみられる状態の場合は重く判定する
★環境の変化（施設入所など）によって一時的に悪化してしまうこともあるため，その場合は目安として判定する

がん疼痛

痛みのアセスメント項目

部位	どこの部位か	薬の効果	鎮痛薬への思い，効果・副作用
程度	どれくらい痛いか	日常生活への影響	睡眠・食事・排泄・清潔などにどのような影響があるか
性質	鈍い，鋭い，疼く，刺す痛みなど		
開始	いつから痛いのか	患者の希望	痛みをとってどのような生活がしたいか
持続時間とパターン	どれくらい長く続くか，頻度はどうか		
放散	別の部位に放散するか	心理的・社会的・スピリチュアルな側面	不安，恐怖，怒り，絶望感，家族のこと，経済，仕事，生きる意味，苦しみの意味
悪化要因	痛みを悪化させる要因		
軽減要因	痛みを軽減させる要因		

痛みの評価スケール

1) 数値評価スケール：NRS (Numeric Rating Scale)

- 簡便で，口頭で評価が可能

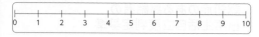

2) 視覚的アナログスケール：VAS (Visual Analogue Scale) 10 cm

- 細やかな評価が可能
- 視力や書く動作に支障がない人に使用

痛みはない	最悪の痛み

3) フェイススケール

- 小児や高齢者にも使用しやすい
- 痛み以外の気分を反映する可能性がある

0	1	2	3	4	5

デルマトーム（皮膚の知覚神経支配）

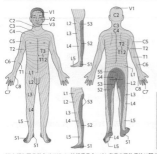

神経障害性疼痛の場合，神経の分布に沿って痛みが生じる．脊髄からくる痛みの部位を特定するのにデルマトームが役立つ

（日本緩和医療学会ガイドライン統括委員会：がん疼痛の薬物療法に関するガイドライン 2020 年版, p24, 金原出版, 2020）

鎮痛薬リスト（『WHO がん疼痛ガイドライン』）

非オピオイド鎮痛薬

アセトアミノフェン，非ステロイド性抗炎症薬（NSAIDs）

オピオイド

コデイン，モルヒネ，オキシコドン，フェンタニル，ヒドロモルフォン，メサドン

オピオイド等力価換算表（目安）

・モルヒネ経口 30 mg を基準とした場合に等力価となる換算量．あくまで目安

一般名	投与経路と換算量			
	経口投与	静脈内投与，皮下投与	直腸内投与	経皮投与
コデイン	200 mg			
トラマドール	150 mg			
モルヒネ	30 mg	10〜15 mg	20 mg	
ヒドロモルフォン	6 mg	1〜2 mg		
オキシコドン	20 mg	15 mg		
フェンタニル		0.2〜0.3 mg		0.2〜0.3 mg
タペンタドール	100 mg			

発疹

1. 斑

皮膚の色調変化を主体とする平坦な病変

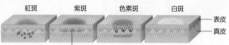

紅斑　　　　紫斑　　　　色素斑　　　白斑

真皮の血管拡張　赤血球漏出　メラニンの沈着　メラニンの減少

表皮
真皮

2. 膨疹

皮膚の一過性の浮腫で，蕁麻疹のときにみられる皮疹．数時間以内に自然に消失する

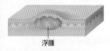

浮腫

3. 丘疹，結節，腫瘤

皮膚の限局性の隆起．直径 10 mm 以下のものを丘疹といい，それよりも大きいものは結節，腫瘤と呼ばれる

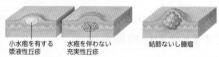

小水疱を有する　水疱を伴わない　　結節ないし腫瘤
漿液性丘疹　　　充実性丘疹

4. 水疱，膿疱

水疱は，表皮内または表皮・真皮境界部に透明な水様性の内容物を有する皮膚の隆起．膿疱は，水疱・小水疱の内容物に白血球がまじり，黄白色にみえるもの

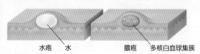

水疱　水　　　　　　膿疱　多核白血球集簇

5. 嚢腫

真皮内に生じた液体や細胞成分などを含む空洞．皮膚表面が隆起しないこともある

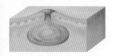

6. びらん, 潰瘍, 亀裂

びらんは, 表皮の部分欠損で表皮基底層までにとどまるもの. 潰瘍は, 表皮を
こえて真皮または皮下組織に達する組織欠損. 亀裂は, 皮膚の線状の切れ目

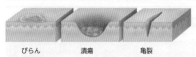

| びらん | 潰瘍 | 亀裂 |

7. 鱗屑, 痂皮

角質が皮膚表面に異常に蓄積した状態を鱗屑という. 痂皮は, 滲出液, 血液
などが皮膚表面に固着したもの

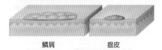

| 鱗屑 | 痂皮 |

8. 胼胝

表皮の角質が限局的に増殖し, 肥厚したもの (たこ)

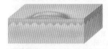

9. 膿瘍

生体内に化膿性炎症が限局した状態で, 好中球由来の分解酵素により, 中心
部から融解して膿を満たした空洞を形成. 切開により排膿がみられる

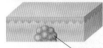

多核白血球集簇

10. 瘢痕, 萎縮

瘢痕は, 真皮または皮下組織に達する組織欠損部が肉芽組織と表皮によって
修復されて生じたもの. 萎縮は, 皮膚組織の退行性変性のために細胞数や皮
膚組織が減少したもの

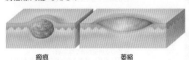

| 瘢痕 | 萎縮 |

褥瘡の深さ分類

DESIGN-R®2020 深さ		NPUAP-EPUAP-PPPIA による褥瘡の重症度分類
d0 皮膚損傷・発赤なし		―
	d1 持続する発赤	**ステージ I：消退しない発赤** 通常，骨突出部に限局された領域に消退しない発赤を伴う損傷のない皮膚．色素の濃い皮膚には明白な消退は起こらないが，周囲の皮膚と色が異なることがある
	d2 真皮までの損傷	**ステージ II：部分欠損** 黄色壊死組織（スラフ）を伴わない，創面が薄赤色の浅い潰瘍として現れる真皮の部分層欠損．水疱蓋が破れていないもしくは開放／破裂した，血清で満たされた水疱を呈することもある
	D3 皮下組織までの損傷	**ステージ III：全層皮膚欠損** 全層組織欠損．皮下脂肪は確認できるが，骨，腱，筋肉は露出していない．組織欠損の深度がわからなくなるほどではないがスラフが付着していることがある．ポケットや瘻孔が存在することもある
	D4 皮下組織を越える損傷 **D5** 関節腔，体腔に至る損傷	**ステージ IV：全層組織欠損** 骨，腱，筋肉の露出を伴う全層組織欠損．スラフまたはエスカー（黒色壊死組織）が創底に付着していることがある．ポケットや瘻孔を伴うことが多い
	U 壊死組織で覆われ深さの判定が不能	**判定不能：皮膚または組織の全層欠損 ―深さ不明** 潰瘍底がスラフ（黄色，黄褐色，灰色，緑色または茶色）やエスカー（黄褐色，茶色または黒色）に覆われている全層組織欠損
	DTI 深部損傷褥瘡（DTI）疑い	**DTI*疑い：深さ不明** 圧力やせん断力によって生じた皮下軟部組織の損傷に起因する，限局性の紫色または栗色の皮膚変色または血疱 *DTI：皮膚に発赤をみとめない，あるいは軽度の褥瘡にみえてもすぐに深部で損傷が起こっている状態

注：現在使用されている DESIGN-R®2020 の深さ項目と NPUAP-EPUAP-PPPIA による褥瘡の重症度（深達度）分類の比較を示した

▶ DESIGN-R®2020 褥瘡経過評価用スケール

スケール						留意点
Depth[*1] 深さ 創内の一番深い部分で評価し、改善に伴い創底が浅くなった場合、これと相応の深さとして評価する						褥瘡の重症度と相関しないわけではないが、急性期の評価が難しい。DTIは皮膚表面上浅い褥瘡にみえても、深い組織が損傷を受けている状態
d	0	皮膚損傷・発赤なし	D	3	皮下組織までの損傷	
	1	持続する発赤		4	皮下組織を超える損傷	
				5	関節腔、体腔に至る損傷	
	2	真皮までの損傷		DTI	深部損傷褥瘡(DTI)疑い[*2]	
				U	壊死組織で覆われ深さの判定が不能	
Exudate 滲出液						ガーゼ交換を1日何回するかで判断
e	0	なし	E	6	多量:1日2回以上のドレッシング交換を要する	
	1	少量:毎日のドレッシング交換を要しない				
	3	中等量:1日1回のドレッシング交換を要する				
Size 大きさ 皮膚損傷範囲を測定:[長径(cm)×短径[*3](cm)][*4]						創面の縦と横の測定ではない、創面の最も長い径(長径)と、それに直角に交わる最も長い径(短径)を掛けた数値で判断
s	0	皮膚損傷なし	S	15	100以上	
	3	4未満				
	6	4以上16未満				
	8	16以上36未満				
	9	36以上64未満				
	12	64以上100未満				
Inflammation/Infection 炎症/感染						創が深く、壊死組織があっても、感染や炎症があるとは限らない。臨界的定着はバイオフィルムを伴う細菌による感染が生じている状態。局所の感染が全身に及ぶと、生命にかかわることもある
i	0	局所の炎症徴候なし	3C[*5]		臨界的定着疑い(創面にぬめりがあり、滲出液が多い。肉芽があれば、浮腫性で脆弱など)	
			I	3[*5]	局所の明らかな感染徴候あり(炎症徴候、膿、悪臭など)	
	1	局所の炎症徴候あり(創周囲の発赤、腫脹、熱感、疼痛)		9	全身的影響あり(発熱など)	
Granulation 肉芽組織						良性肉芽は鮮紅色(牛肉色)で適度な湿潤があり、創面が平坦で微細顆粒状。創面全体に対して良性肉芽が占める割合を評価
g	0	創が治癒した場合、創の浅い場合、深部損傷褥瘡(DTI)疑いの場合	G	4	良性肉芽が創面の10%以上50%未満を占める	
	1	良性肉芽が創面の90%以上を占める		5	良性肉芽が創面の10%未満を占める	
	3	良性肉芽が創面の50%以上90%未満を占める		6	良性肉芽が全く形成されていない	
Necrotic tissue 壊死組織 混在している場合は全体的に多い病態をもって評価する						良性肉芽が創面の大半を占めていても、壊死組織がわずかであれば「あり」と判断する。壊死組織の色調(黒色、黄色、白色など)では評価しない
n	0	壊死組織なし	N	3	柔らかい壊死組織あり	
				6	硬く厚い密着した壊死組織あり	
Pocket ポケット 毎回同じ体位で、ポケット全周(潰瘍面を含め)[長径(cm)×短径[*3](cm)]から潰瘍の大きさを差し引いたもの						ポケットは体位によって差があるため、毎回同じ体位で測定。創面を含めたポケットの大きさから創面の大きさを引いて算出
p	0	ポケットなし	P	6	4未満	
				9	4以上16未満	
				12	16以上36未満	
				24	36以上	

*1:深さ(Depth:d/D)の点数は合計には加えない。 *2:深部損傷褥瘡(DTI)疑いは、視診・触診、補助データ(発生経緯、血流検査、画像診断等)から判断する。 *3:"短径"とは"長径と直交する最大径"である。 *4:持続する発赤の場合も皮膚損傷に準じて評価する。 *5:「3C」あるいは「3」のいずれかを記載する。いずれの場合も点数は3点とする

日本褥瘡学会(2020)

医療関連機器圧迫創傷
（MDRPU）

リスク要因のアセスメントと予防・管理のフロー

個体要因	皮膚の菲薄化、循環不全、浮腫、機器装着部の湿潤、機器装着部の軟骨・骨・関節などの突出、低栄養、感覚・知覚・認知の低下	**1**	個体要因・機器要因・ケア要因をアセスメント
		2	医療関連機器装着時に必要な計測や情報収集
機器要因	サイズ・形状の不一致、硬い素材	**3**	ケア計画の立案と実施
		4	医療関連機器のフィッティング
ケア要因	外力低減ケアの不足（過剰な締め付け）、スキンケア（定期的な皮膚の観察、清潔ケア）の不足、患者への説明・指導の不足、栄養補給の不足	**5**	最低1日2回は装着部位、皮膚周辺を観察
		6	MDRPU発生時は、発生原因の機器の使用が中止可能か検討

予防・管理の基本

①外力低減ケア	・皮膚や組織に加わる外力の低減 ・圧迫やずれが最小限となる機器を選択 ・正しいフィッティング ・機器と皮膚の間のスレや圧迫を減少させるためのクッションや被覆材の検討
②装着中の管理	・最適なサイズ、形状、材質のものを選択 ・医学的に可能であれば早期に機器を除去 ・正しく機器が固定されているか観察 ・定期的に固定位置を変える、持ち上げる
③スキンケア	・皮膚の生理機能を良好に維持・向上させるケア ・機器固定部位と周囲皮膚の定期的な観察 ・洗浄や清拭で皮膚を清潔に保ち、保湿ケアを実施 ・浮腫、湿潤、乾燥、皮膚障害などの有無を観察
④全身管理	・基礎疾患の管理 ・栄養管理
⑤患者・家族教育	・装着部位に痛みやかゆみなどの自覚症状がある際は医療者に伝えることを促す
⑥多職種連携	・予防の重要性を共有し、関連部署に予防対策のケア計画を周知する

機器別ケアのポイント

1) ルート・チューブ類 ※図内の番号（①〜⑤）は上記の予防・管理の種類を示す
・ルート・チューブ類は皮膚に接触しないようにテープで包み込むように固定する（オメガ固定、次頁左上図）

【オメガ固定】

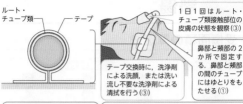

ルート・チューブ類

テープ

1日1回はルート・チューブ類接触部位の皮膚の状態を観察する(③)

鼻部と頬部の2か所で固定する。鼻部と頬部の間のチューブにはゆとりをもたせる(①)

テープ交換時に, 洗浄剤による洗顔, または洗い流し不要な洗浄剤による清拭を行う(③)

テープ交換の際, 固定位置や方向の変更を検討(②)

体動時や移動時にルート・チューブ類が引っ張られないように気をつけるよう説明する(⑤)

2) 医療用弾性ストッキング　※図内の番号(①〜⑤)は前頁の予防・管理の種類を示す

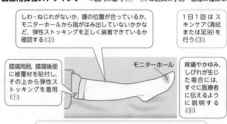

しわ・ねじれがないか, 踵の位置が合っているか, モニターホールから指がはみ出していないかなど, 弾性ストッキングを正しく装着できているか確認する(②)

1日1回はスキンケア(清拭または足浴)を行う(③)

膝窩周囲, 膝窩後面に被覆材を貼付し, その上から弾性ストッキングを着用(①)

モニターホール

疼痛やかゆみ, しびれが生じた場合には, すぐに医療者に伝えるように説明する(⑤)

1日2回は履き直し, 皮膚の状態(色調変化, 発赤, 皮疹, 潰瘍の有無など)を観察する(③)

3) NPPV (非侵襲的陽圧換気療法) マスク

※図内の番号(①〜⑤)は前頁の予防・管理の種類を示す

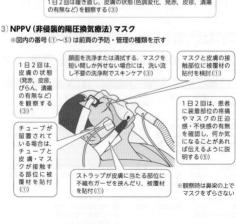

1日2回は, 皮膚の状態(発赤, 皮疹, びらん, 潰瘍の有無など)を観察する(③)※

顔面を洗浄または清拭する. マスクを短い間しか外せない場合には, 洗い流し不要の洗浄剤でスキンケア(③)

マスクと皮膚の接触部位に被覆材の貼付を検討(①)

チューブが留置されている場合は, チューブと皮膚・マスクが接触する部位に被覆材を貼付(①)

1日2回は, 患者に接する部位の疼痛やマスクの圧迫感・不快感の有無を確認し, 何か気になることがあれば伝えるように説明する(⑤)

ストラップが皮膚に当たる部位に不織布ガーゼを挟んだり, 被覆材を貼付(①)

※観察時は鼻梁の上でマスクをずらさない

受傷面積の算定法

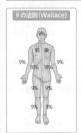

9 の法則 (Wallace)

9%
前 後
9% 9%
18% 18%
9% 9%
9% 9%

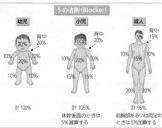

5 の法則 (Blocker)

幼児	小児	成人

幼児
背中 20%
20%
10% 10%
10% 20% 10%
10% 10%
計 100%
体幹後面のときは
5%減算する

小児
背中 20%
15%
10% 10%
10% 20% 15%
15% 15%
計 105%
体幹後面のときは
5%減算する

成人
背中 15%
15%
15% 15%
20% 20%
計 95%
前胸部あるいは両背面の
ときは5%加算する

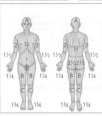

ランド-ブラウダー Lund-Browder の公式

A · 13
2 · 13 · 2
1½ 1½ 1½ 1½
1¼ B B 1¼ 1¼ B B 1¼
C C C C
1¾ 1¾ 1¾ 1¾
2½ 2½

年齢による広さの換算

部位 \ 年齢	0 歳	1 歳	5 歳	10 歳	15 歳	成人
A：頭部の ½	9½	8½	6½	5½	4½	3½
B：大腿部の ½	2¾	3¼	4	4¼	4½	4¾
C：下腿部の ½	2½	2½	2¾	3	3¼	3½

★局所的な熱傷面積の推定方法として，患者の手掌の面積を体表面積の 1％ として算定する「手掌法」が推奨される

熱傷深度別の臨床所見，症状，経過・予後，ケア

熱傷深度	深さ	臨床所見	症状	経過・予後	ケア
Ⅰ度 (epidermal burn：EB)	表皮	紅斑	疼痛，熱感	1 週間以内に治癒し，瘢痕形成なし	冷却，ステロイド含有ローション，軟膏塗布
浅達性Ⅱ度 (superficial dermal burn：SDB)	真皮の中間まで	紅斑→水疱（水疱底部に発赤）	強い疼痛，灼熱感	2 週間以内に治癒し，瘢痕形成はない	滲出液の量に応じて創傷被覆材や軟膏を使用
深達性Ⅱ度 (deep dermal burn：DDB)	真皮の中間より深部	紅斑→水疱（水疱底部は蒼白調）	疼痛，知覚鈍麻	治癒までに 1 か月を要し，あとに瘢痕を残す	軟膏や手術による痂皮の除去，植皮
Ⅲ度 (deep burn：DB)	皮下組織	黒色痂皮	無痛	難治性潰瘍になり，きわめて小範囲の場合を除き，自然治癒はない	

重症度の判定基準

1) 熱傷指数 (burn index：BI)

熱傷指数 (BI) ＝Ⅲ度熱傷面積 (%) ＋ 1/2 ×Ⅱ熱傷面積

10〜15 を重症として扱い，30 以上は死亡率が約 50% となる

2) 熱傷予後指数 (prognostic burn index：PBI)

熱傷予後指数 (PBI) ＝ BI ＋年齢

80〜100 を重症熱傷とし，120 以上は致命的熱傷と考える

モイランの基準 (アルツの基準を改変)

重症熱傷 (総合病院あるいは熱傷センターで入院加療を必要とするもの)

①Ⅱ度熱傷が 25% 以上 (小児は 20% 以上)
②顔面・手・足のⅡ〜Ⅲ度熱傷
③Ⅲ度熱傷が 10% 以上
④気道熱傷
⑤軟部組織の損傷や骨折を伴う
⑥電撃傷

中等症熱傷 (一般病院で入院加療を必要とするもの)

①Ⅱ度熱傷が 15〜25% (小児は 10〜20%)
②Ⅲ度熱傷が 10% 未満．ただし，顔面・手・足の熱傷は除く

軽症熱傷 (外来治療でよいもの)

①Ⅱ度熱傷が 15% 未満 (小児は 10% 未満)
②Ⅲ度熱傷が 2% 未満．ただし，顔面・手・足の熱傷は除く

POINT 熱傷患者へのケアのポイント

- 乾燥による創面悪化の防止など，湿潤環境の維持に努め，疼痛の軽減，創傷治癒の促進を図る
- 外部からの汚染を予防する (閉鎖性ドレッシング法)
- 処置時にはスタンダードプリコーションを実施する
- 感染をみとめる場合は，感染コントロールを行う
- 壊死組織をみとめる場合は，デブリードマンを行う
- 筋力低下や拘縮予防のリハビリテーションを実施する
- 患者がボディイメージの変化に対する不安をかかえていることに留意し，メンタルケアを行う

注意点 熱傷のケアにおいて注意が必要なポイント

- 手早い処置を行い，患者の体温を下げないように注意する
- 滲出液の汚染に伴う感染徴候の観察を怠らないようにする
- 植皮部の安静・保持，生着状況の確認を怠らないようにする

認知機能障害のスクリーニングテスト

▶ 簡易精神機能検査 (MMSE*)

設問	点数	質問内容	得点
1	(5点)	今年は何年ですか？（1点） 今の季節は何ですか？（1点） 今日は何曜日ですか？（1点） 今日は何月（1点）何日（1点）ですか？	
2	(5点)	ここは何県ですか？（1点） ここは何市ですか？（1点） この病院の名前は何ですか？（1点） ここは何階ですか？（1点） ここは何地方ですか？（1点）	
3	(3点) 正答1つに つき1点	相互に無関係な物品3つの名前を，検者が1秒間に1つずつ言い，その後，患者さんに繰り返してもらう （例：桜，猫，電車） 3例すべて言うまで繰り返してもらう（6回まで）	
4	(5点) 正答1つに つき1点	100から順に7を引き，答えてもらう（5回まで） あるいは「フジノヤマ」を逆唱してもらう	
5	(3点) 正答1つに つき1点	設問3で提示した物品名を再度復唱してもらう	
6	(2点)	（時計を見せながら）これはなんですか？ （鉛筆を見せながら）これはなんですか？	
7	(1点)	次の文章を繰り返してもらう 「みんなで，力を合わせて綱を引きます」	
8	(3点)	（患者さんに3段階の指示をする） 「右手にこの紙を持ってください」 「それを半分に折りたたんでください」 「それを私に渡してください」	
9	(1点)	（次の文章を読み，その指示に従ってもらう） 「右手をあげなさい」	
10	(1点)	（口頭で指示する） 「何か文章を書いてください」	
11	(1点)	「下の図形と同じものを描いてください」	

*：Mini Mental State Examination の略
★30点満点中23点以下は認知症の可能性があるが，診断とはならない
★難聴で質問が聞き取れなかったり，意欲の低下などで点数が低くなる場合がある

改訂長谷川式簡易知能評価スケール

(HDS-R*)

問	問題 (採点基準)		得点
1	お歳はいくつですか? (2年までの誤差は正解)		0　1
2	今日は何年の何月何日ですか?	年	0　1
	何曜日ですか?	月	0　1
	(年月日, 曜日が正解でそれぞれ1点ずつ)	日	0　1
		曜日	0　1
3	私たちがいまいるところはどこですか? (自発的にでれば2点, 5秒おいて, 家ですか? 病院ですか? 施設ですか? のなかから正しい選択をすれば1点)		0　1　2
4	これから言う3つの言葉を言ってみてください. あとでまた聞きますのでよく覚えておいてください. (以下の系列のいずれか1つで, 採用した系列に○印をつけておく) 1. a) 桜　b) 猫　c) 電車 2. a) 梅　b) 犬　c) 自動車		0　1 0　1 0　1
5	100から7を順番に引いてください. (100-7は? それからまた7を引くと? と質問する. 最初の答えが不正解の場合, 打ち切る)	93 86	0　1 0　1
6	私がこれから言う数字を逆から言ってください. (6-8-2, 3-5-2-9を逆に言ってもらう. 3桁逆唱に失敗したら打ち切る)	2-8-6 9-2-5-3	0　1 0　1
7	先ほど覚えてもらった言葉をもう一度言ってみてください. (自発的に回答があれば各2点, もし回答がない場合以下のヒントを与え正解であれば1点) a) 植物　b) 動物　c) 乗り物		a:0　1　2 b:0　1　2 c:0　1　2
8	これから5つの品物を見せます. それを隠しますのでなにがあったか言ってください. (時計, 鍵, タバコ, ペン, 硬貨など必ず相互に無関係なもの)		0　1　2 3　4　5
9	知っている野菜の名前をできるだけ多く言ってください. (答えた野菜の名前を右の欄に記入する. 途中で詰まり, 約10秒間待っても答えない場合はそこで打ち切る) 0~5=0点, 6=1点, 7=2点, 8=3点 9=4点, 10=5点		0　1　2 3　4　5
		合計得点	

(加藤伸司他: 改訂長谷川式簡易知能評価スケール〈HDS-R〉の作成. 老年精神医学雑誌 2: 1339-1347, 1991)
*: Hasegawa Dementia Scale-Revised の略

★30点満点中20点以下は認知症の可能性があるが, 診断とはならない
★難聴で質問が聞き取れなかったり, 意欲の低下などで点数が低くなる場合がある

不安・抑うつ

うつ病　DSM-5-TR 診断基準の症状リスト

1. 抑うつ気分（子どもや青年では易怒的な気分も含む）
2. 活動への興味または喜びの減退
3. 有意な体重変化（1 か月で 5％以上の変化），
   食欲減退または増加
4. 不眠または過眠
5. 精神運動焦燥または制止
6. 疲労感または気力の減退
7. 無価値観，過剰か不適切な罪責感
8. 思考力・集中力の減退，決断困難
9. 死についての反復思考，反復的な自殺慮
   または自殺企図

〔日本精神神経学会（日本語版用語監修），髙橋三郎，大野 裕（監訳）：DSM-5-TR 精神疾患の診断・統計マニュアル．pp176-177，医学書院，2023 より〕

★うつ病の診断基準としては，上記の症状のうち 5 つ（またはそれ以上）が同じ 2 週間の間に存在し，病前の機能からの変化を起こしている。これらの症状のうち少なくとも 1 つは（1）抑うつ気分，または（2）興味または喜びの減退である。さらに，その症状が，重要な生活領域における機能障害を引き起こしていることや，薬物などの生理学的作用または他の医学的疾患によるものではないことなども診断の条件となる

がん患者の適応障害，うつ病のスクリーニングツール

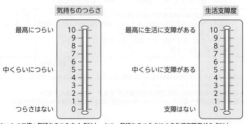

1. この 1 週間の気持ちのつらさを平均して寒暖計の中の最も当てはまる数字に○をつけてください

2. その気持ちのつらさのためにこの 1 週間どの程度，日常生活に支障がありましたか？

気持ちのつらさ

最高につらい　10
　　　　　　　9
　　　　　　　8
　　　　　　　7
　　　　　　　6
中くらいにつらい　5
　　　　　　　4
　　　　　　　3
　　　　　　　2
　　　　　　　1
つらさはない　0

生活支障度

最高に生活に支障がある　10
　　　　　　　9
　　　　　　　8
　　　　　　　7
　　　　　　　6
中くらいに支障がある　5
　　　　　　　4
　　　　　　　3
　　　　　　　2
　　　　　　　1
支障はない　0

カットオフ値：気持ちのつらさ 4 点以上，かつ，気持ちのつらさによる生活支障度が 3 点以上

（清水 研他：造血幹細胞移植を受ける血液がん患者に対する精神症状スクリーニング．総合病院精神医学 20：124，日本総合病院精神医学会，2008）

ペプローによる不安のレベル

レベル	状態像
軽度	日々の生活の緊張度と関係がある. 用心深くなり, 知覚領域では見ること・聞くこと・理解することが以前よりも鋭くなる. この種の不安は学習の動機を与え, 個人の成長と想像力を生み出す
中等度	当面の心配に焦点を合わせ, 他のことに無関心になる. 知覚領域では見ること・聞くこと・理解することが低下する. あえて不注意になるが, しようと思えばもっと注意することができる
強度	知覚領域は非常に低下している. 特別に細部に集中しがちで, 他のことは何も考えられない. すべての行動は安心を得ようとしてなされる. 他の領域に目を向けるためには強い支持が必要となる
パニック	畏怖・心配・恐怖を伴って連想される. このとき細部は均衡を破られ, 抑制力をなくし, 命令されても行動することができない. 筋肉運動は高まり, 知覚は歪められ, 効果的に機能できなくなる

〔青木典子：不安, 野嶋佐由美, 南 裕子（監）：ナースによる心のケアハンドブック―現象の理解と介入方法. p23, 照林社, 2000〕

不安のレベルに応じた看護ケア

パニックの場合	・刺激の少ない, 静かで安全な環境を提供する ・抗不安薬, 睡眠薬などの薬剤投与を検討する ・患者の言動を非難せず, 尊重し, 保護する ・家族の緊張緩和へも配慮する
強度の場合	・患者に判断や選択を求めない ・患者に多くのことを求めず, 患者の日常生活を整える ・患者の訴えに耳を傾け, 患者の気持ちを受け止める ・安楽な体位の確保など, 身体的な心地よさを提供する ・抗不安薬, 睡眠薬などの薬剤投与の必要性を検討する ・安心できる刺激の少ない環境を提供する
中等度の場合	・支障をきたしている日常生活を援助する ・患者が不安に関連する感情を言語化できるように促す ・患者の不安状態, 興味に合わせ, リラクセーション法を提供し教える ・医療者から見た患者の反応, 行動を患者に伝える ・患者とともに, 不安の原因について話し合う ・患者とともに, これまでの不安の対処法について話し合う ・患者とともに, 不安に対処するため問題解決への目標設定をする ・対処方法が効果的であれば評価し, 今後の活用を促す
軽度の場合	・自分の問題に対処できるように, できていることを評価し, 支持していく ・感情を言語化できるように促す

〔髙橋美幸：健康障害と起こりうる問題―不安, 童間真美（編）：パーフェクト臨床実習ガイド精神看護 第2版. p290, 照林社, 2015〕

せん妄スクリーニング・ツール (DST*)

A. 意識・覚醒・環境認識のレベル

現実感覚

夢と現実の区別がつかなかったり、ものを見間違えたりする。例えば、ゴミ箱がトイレに、寝具や点滴のビンが他のものに、さらに天井のシミが虫に見えたりするなど

①ある ②なし

活動性の低下

話しかけても反応しなかったり、会話や人とのやりとりがおっくうそうに見えたり、視線を避けようとしたりする。一見すると「うつ状態」のように見える

①ある ②なし

興奮

ソワソワして落ち着きがなかったり、不安な表情を示したりする。あるいは、点滴の針などを抜いてしまったり、興奮し暴力をふるったりする。ときに、鎮静処置を必要とすることがある

①ある ②なし

気分の変動

涙もろかったり、怒りっぽかったり、焦りやすかったりする。あるいは、実際に、泣いたり、怒ったりするなど、感情が不安定である

①ある ②なし

睡眠−覚醒のリズム

日中の居眠りと夜間の睡眠障害などにより、昼夜が逆転していたり、あるいは、一日中、明らかな傾眠状態にあり、話しかけてもウトウトしていたりする

①ある ②なし

妄想

最近新たに始まった妄想（誤った考えを固く信じている状態）がある。例えば、家族や看護スタッフがいじめる、医者に殺されるなどと言ったりする

①ある ②なし

幻覚

幻覚がある。現実にはない声や音が聞こえる。実在しないものが見える。現実的にはありえない、不快な味や臭いがする（口がいつもにがい・しぶい、イヤな臭いがするなど）。体に虫が這っているなどと言ったりする

①ある ②なし

B. 認知の変化

見当識障害

見当識（時間・場所・人物などに関する認識）障害がある。例えば、昼なのに夜だと思ったり、病院にいるのに、自分の家だと言うなど、自分がどこにいるかわからなくなったり、看護スタッフを係だと言ったり、身近な人の区別がつかなかったりするなど

①ある ②なし

記憶障害

最近、急激に始まった記憶の障害がある。例えば、過去の出来事を思い出せなかったり、さっき起こったことを忘れたりするなど

①ある ②なし

C. 症状の変動

現在の精神症状の発症パターン

現在ある精神症状は、数日から数週間前に急激に始まった。あるいは、急激に変化した

①ある ②なし

症状の変動性

現在の精神症状は、一日のうちでも出たり引っ込んだりする。例えば、昼頃は精神症状や問題行動もなく過ごすが、夕方から夜間にかけて悪化するなど

①ある ②なし

【検査方法】

1) 最初に、「A. 意識・覚醒・環境認識のレベル」について、上から下へ「①ある　②なし」について全ての項目を評価する

2) 次に、もし、A列において、「①はい」と評価された場合、「B. 認知の変化」について全ての項目を評価する

3) 次に、もし、B列において、「①はい」と評価された場合、「C. 症状の変動」について全ての項目を評価する

4) 「C. 症状の変動」のいずれかの項目で「はい」と評価された場合は「せん妄の可能性あり」。ただちに、精神科コンサルタントする

★注意：このツールは、患者面接や病歴聴取、看護記録、さらに家族情報によって得られる全情報を用いて評価する。さらに、せん妄の症状は、一日のうちでも変動するため、DSTは、少なくとも24時間を振り返って評価する

---

* : Delirium Screening Tool の略

〔町田いづみ：せん妄スクリーニング (DST)、保坂 隆 (監修)：在院日数短縮化をめざして、pp74-75, 星和書店, 2002〕

DST を使用するうえでの留意点

- 本当にせん妄かを確認するときや，意識レベルが著しく変化した際などに，まず DST を用いて評価を行ってみる
- DST による評価を導入する際は，病棟内で学習会などを開催し，できるだけ複数のスタッフで評価を行っていくとよい
- 評価は意図的に質問して行うのではなく，日常的な看護ケアを通して患者の反応を観察するなかで行う

せん妄・認知症・うつ病の比較

	せん妄	認知症	うつ病
発症様式	急性・急激 (時間・日単位でしばしば夜間)	潜在性で緩徐 (数か月から数年単位)	亜急性 (週から月単位)
日内変動 (症状の経過)	あり (短時間で変動し，浮動的・夜間に増悪)	なし	朝や夕方 (通常朝) にかけて増悪
罹病期間 (持続期間)	動揺性 (数日~数週単位)	慢性進行性 (月~年単位)	2 週間から半年かけて慢性的に低下
見当識	一過性あるいは浮動性に存在し，混乱する	時間・場所・人にみられ，固定的ないし進行的である	通常正常だが，人によっては失見当識にみえることが多い
感情	変動する	不安定で，後期には無感動	抑うつ感があり，悲しげ，悩んだり，罪の意識をもつ
注意・集中力	低下(障害される)・集中が困難で，浮動的に変化しそれやすい	保たれるか，若干低下 (注意力は比較的低下しない)	集中力・気力は減弱，浮動的な変化はない，行動のたびに何度も確かめる
記憶	即時・短期の障害 (全ないしまだらな健忘)	短期・長期の障害 (近似記憶障害が目立ち，遠隔記憶障害へと進展する)	通常正常だが，日によって異なり，想起が遅くなることもある
思考 (認知)	緩徐，あるいは促迫でまとまらない (支離滅裂)・思考内容は通常豊か	抽象思考が困難・貧困・不毛・こだわりが強い	ネガティブで心気的，希死念慮，絶望と無力感を伴う，思考制止
知覚	誤った知覚，錯覚，幻覚 (特に幻覚；視覚性が出現) 夜に増悪	幻覚・妄想が出現し，誤認	知覚の歪みがあり，幻聴や妄想が出現する場合もある
病識	明瞭なときにはある	ないことが多い	障害されていることが多い

(金子亜矢子：せん妄の適切な判断と対応，インターナショナルナーシングレビュー31 (3)：33，日本看護協会出版会，2008 より一部改変)

集中治療環境下での鎮静レベルの評価

リッチモンド興奮−鎮静スケール (RASS*)

スコア	状態	具体例
+4	好戦的な	明らかに好戦的であり，暴力的；医療スタッフへの危険が差し迫っている
+3	非常に興奮した	チューブ類またはカテーテル類を自己抜去；攻撃的な
+2	興奮した	頻繁な非意図的な運動，人工呼吸器ファイティング
+1	落ち着きのない状態	不安で絶えずそわそわしている，しかし動きは攻撃的でも活発でもない
0	意識清明で落ち着いている	
−1	傾眠状態	完全に清明ではないが，呼びかけに10秒以上の開眼およびアイ・コンタクトで応答する
−2	軽い鎮静状態	呼びかけに10秒未満のアイ・コンタクトで応答
−3	中等度鎮静状態	呼びかけに体動または開眼で応答するが，アイ・コンタクトなし
−4	深い鎮静状態	呼びかけに無反応，しかし身体刺激で体動または開眼
−5	昏睡	呼びかけにも身体刺激にも無反応

※好戦的なとは，戦いを好んでいるような挑んできているような

●評価方法

step1 　30秒間，患者を観察する．これ（視診のみ）によりスコア0〜+4を判定する

step2 　❶大声で名前を呼ぶか，開眼するように言う

　　　　❷10秒以上アイ・コンタクトができなければ繰り返す．以上2項目（呼びかけ刺激）によりスコア−1〜−3を判定する

　　　　❸動きが見られなければ，肩を揺するか，胸骨を摩擦する．これ（身体刺激）によりスコア−4，−5を判定する

(日本呼吸療法医学会人工呼吸器中の鎮静ガイドライン作成委員会：人工呼吸器中の鎮静のためのガイドライン．p153，日本呼吸療法医学会, 2007)

＊：Richmond Agitation-Sedation Scale の略

POINT　RASSを使用するうえでの留意点

- 呼びかけに対するアイ・コンタクトが可能か，さらに持続時間がどの程度かに注意する必要がある
- 身体刺激には，気管内吸引を含まない
- +3は，+4と比べて，実際に医療スタッフに暴力をふるう可能性は少ない状態と考える

鎮静－興奮スケール (SAS*)

スコア	状態	具体例
7	危険なほどの興奮	気管チューブやカテーテルを引っ張る. ベッド柵を越える. 医療者に暴力的. ベッドの端から端まで転げ回る
6	非常に興奮	頻回の注意にもかかわらず静まらない. 身体抑制が必要. 気管チューブを噛む
5	興奮	不安または軽度興奮. 起き上がろうとするが, 注意すれば落ち着く
4	平静で協力的	平静で覚醒しており, または容易に覚醒し, 指示に従う
3	鎮静状態	自然覚醒は困難. 声がけや軽い揺さぶりで覚醒するが, 放置すれば, 再び眠る
2	過度に鎮静	意思疎通はなく, 指示に従わない. 自発的動きがみとめられることがある. 目覚めてないが, 移動してもよい
1	覚醒不能	強い刺激にわずかに反応する. もしくは反応がない. 意思疎通はなく, 指示に従わない

* : Sedation-Agitation Scale の略

> **POINT** SAS, RASS を使用するうえでの留意点
>
> ---
>
> * 脳血管障害患者では, 意識障害が影響している可能性があることに留意して評価する必要がある

> **POINT** 鎮静管理を行ううえでの留意点
>
> ---
>
> * 集中治療下において重症患者に鎮静管理を行う際は, 「いかにうまく眠らせるか」ではなく, 「重症患者の痛みや不穏, せん妄も管理できるよう, いかにうまく鎮静管理するか」という視点が重要
> * 深い鎮静とすることは, 身体機能障害, 認知機能障害, 精神障害といった集中治療後症候群 (post-intensive care syndrome : PICS) の一因といわれている
> * 個々の患者で目標とする鎮静レベルを事前に決定し, 多職種で共有しておくことが重要

集中治療環境下での せん妄評価

日本語版 CAM-ICU*

ステップ 1：RASS (p94) による評価を行う

RASS が－4 または－5 の場合，評価を中止し，後で再評価しなさい
RASS が－4 より上（－3～＋4）の場合，以下のステップ 2 に進みなさい

ステップ 2：せん妄評価

所見 1＋所見 2＋所見 3（または所見 4）がそろえばせん妄と診断

所見 1：精神状態変化の急性発症または変動性の経過＋所見 2：注意力欠如＋所見 3：無秩序な思考または所見 4：意識レベルの変化＝せん妄

CAM-ICU 所見と種類		
所見 1. 急性発症または変動性の経過	ある	なし

A. 基準線からの精神状態の急性変化の根拠があるか？ あるいは B. (異常な) 行動が過去 24 時間の間に変動したか？ すなわち，移り変わる傾向があるか，あるいは，鎮静スケール (例えば RASS)，グラスゴーコーマスケール (GCS) または以前のせん妄評価の変動によって証明されるように，重症度が増減するか？

所見 2. 注意力欠如	ある	なし

注意力スクリーニングテスト Attention Screening Examination (ASE) ※の聴覚か視覚のパートでスコア 8 点未満により示されるように，患者は注意力を集中させるのが困難だったか？

所見 3. 無秩序な思考	ある	なし

4 つの質問のうちの 2 つ以上の誤った答えおよび / または指示に従うことができないことによって証明されるように無秩序あるいは首尾一貫しない思考の証拠があるか？

質問 (交互のセット A とセット B)

セット A
1. 石は水に浮くか？
2. 魚は海にいるか？
3. 1 グラムは，2 グラムより重いか？
4. 釘を打つのにハンマーを使用してもよいか？

セット B
1. 葉っぱは水に浮くか？
2. ゾウは海にいるか？
3. 2 グラムは，1 グラムより重いか？
4. 木を切るのにハンマーを使用してもよいか？

指示
1. 評価者は，患者の前で評価者自身の 2 本の指を上げて見せ，同じことをするように指示する
2. 今度は評価者自身の 2 本の指を下げた後，患者にもう片方の手で同じこと (2 本の指を上げること) をするよう指示する

所見 4. 意識レベルの変化	ある	なし

患者の意識レベルは清明以外の何か，例えば用心深い，嗜眠性の，または昏迷であるか？
(例えば評価時に RASS の 0 以外である)
意識明瞭：自発的に十分に周囲を認識する
用心深い／緊張状態：過度の警戒
嗜眠性の：傾眠傾向であるが，容易に目覚めることができる，周囲のある要素には気づかない，または，軽く刺激すると十分に認識する
昏迷：強く刺激したときに不完全に目覚める，または，力強く，繰り返し刺激したときのみ目覚め，刺激が中断するや否や昏迷患者は無反応の状態に戻る

注意力スクリーニングテスト Attention Screening Examination (ASE)

A. 聴覚（文字）ASE

指示：次のことを患者に言いなさい．「今から私があなたに 10 の一連の数字を読んで聞かせます．あなたが数字 1 を聞いたときは常に，私の手を握りしめることで示してください」．以下の 10 の数字を通常のトーン（ICU の雑音の中でも十分聞こえる大きさ）で，1 数字 1 秒の速度で読みなさい

2314571931

スコア：患者が数字 1 のときに手を握り締めた回数と患者が数字 1 以外のときに握り締めなかった回数の総和

B. 視覚（絵）ASE

以下のひとくくりの絵を見せなさい（Packet A と Packet B：Packet ＝ひとくくりの組）
ステップ 1：5 つの絵を見せる
指示：次のことを患者に言いなさい．「○○さん，今から私があなたのよく知っているものの絵を見せます．何の絵を見たか尋ねるので，注意深く見て，各々の絵を記憶してください」．そして，Packet A または Packet B（繰り返し検査する場合は日替わりにする）のうちステップ 1 を見せる．ステップ 1 の Packet A または B のどちらか 5 つの絵をそれぞれ 3 秒間見せなさい
ステップ 2：10 の絵を見せる
指示：次のことを患者に言いなさい．「今から私がいくつかの絵を見せます．そのいくつかは既にあなたが見たもので，いくつかは新しいものです．前に見た絵であるかどうか，「はい」の場合には首を縦に振って（実際に示す），「いいえ」の場合には首を横に振って（実際に示す）教えてください」．そこで，どちらか（Packet A または B の先のステップ 1 で使ったほうのステップ 2）の 10 の絵（5 つは新しく，5 つは繰り返し）をそれぞれ 3 秒間見せなさい

スコア：このテストは，ステップ 2 の間，正しい「はい」または「いいえ」の答えの数をスコアとする．高齢患者への見え方を改善するために，絵を 15cm × 25cm の大きさにカラー印刷し，ラミネート加工する

注：眼鏡をかける患者の場合，視覚 ASE を試みるとき，彼 / 彼女が眼鏡をかけていることを確認しなさい

（日本呼吸療法医学会人工呼吸器中の鎮静ガイドライン作成委員会：人工呼吸器中の鎮静のためのガイドライン．pp155-156, 日本呼吸療法医学会, 2007）
＊：Confusion Assessment Method for the ICU の略

> **POINT** 評価するうえでの留意点

- せん妄は見逃されやすいため，CAM-ICU での評価をルーチン化することが推奨されている．また，せん妄が疑われた場合には，CAM-ICU を適宜使用し，せん妄の評価を行う
- せん妄は，退院後の認知機能低下など，患者の QOL に影響を与える可能性がある．そのため，せん妄を早期に発見し，その原因（痛みや不安など）を除去することが重要
- CAM-ICU を用いた場合，「鎮静薬投与下においてせん妄がある」という評価になりやすいことを十分に考慮する必要がある

不穏，せん妄の予防・対応

予防的介入 (非薬物療法的介入)

せん妄のリスクがある患者に対しては非薬物療法的介入を行うこと，また
せん妄を発症した患者に対してもできるだけ早期から非薬物療法的介入を開
始することが推奨されている (『せん妄の臨床指針—せん妄の治療指針 第2版』)

身体要因の把握と除去

・せん妄の発症のリスクを高める身体要因 (疼痛, 低栄養, 脱水, 電解質異常, 低酸素
血症, 便秘, 睡眠障害など) の有無・程度をアセスメントし, 改善・軽減を図る

現実認知の促進

・見えやすい場所に日時がわかるもの (カレンダー, 時計など) を配置する
・ケア・処置の際に, 日時や場所, 入院の目的, 最近の出来事などを伝える

環境の調整

・昼間は自然採光を取り入れるなどして病室を明るく保ち, 夜間は薄暗い程度の照度に
調整する
・可能であれば, 患者本人にとってなじみのある物 (写真, 枕, 茶碗など) を家族や友人
に持ってきてもらい, 安心できる環境をつくる
・日中に好きなテレビやラジオを視聴したり, 音楽を聴いたりできるよう, 刺激を与える

活動と休息のバランスの維持

・昼夜のリズムを整える。可能な範囲で, 日中は離床を促して適正な活動 (散歩, 軽い
運動, レクリエーションなど) を維持し, 夜間に十分な睡眠・休息がとれるようにする
・日中の活動が難しい場合には, 身体状況が許す範囲で, 座位をとったり, ギャッジアッ
プをし, 日中に寝入ってしまいにくい状況をつくる
・入院前の睡眠パターンを把握し, 入院中も同様のパターンが維持できるように努める
・できるだけ, 利尿薬は日中に投与する, 夜間の医療行為は避けるなど, 睡眠を妨げな
い治療・ケア計画を立案する

コミュニケーション上の工夫

・受け持ち看護師は担当勤務帯ごとに自分の名前と, 担当であることを明確に伝える
・視線を合わせ, わかりやすい言葉でゆっくりと話しかける
・普段から使用している眼鏡や補聴器を身につけるように促す。持っていない場合には
貸し出しを検討する

薬剤の管理

・せん妄を惹起する薬剤 (ベンゾジアゼピン系薬剤, パーキンソン病治療薬, 抗うつ
薬, 抗ヒスタミン薬, オピオイドなど) の服薬状況を把握する
・特にベンゾジアゼピン系薬剤 (睡眠薬, 抗不安薬) には注意が必要。使用されている
場合には, 医師・薬剤師に相談し, 変更を検討することが望ましい。ただし, 患者が
入院前から長期にわたり服用している場合には, 中断による離脱症状となりせん妄が
生じることがあるため, 服薬の中止は医師・薬剤師に相談しながら慎重に検討する

発症時の対応

※前頁の予防的介入 (非薬物療法的介入) を継続して行う

1) 安全・安心の確保

・せん妄により転倒・転落やカテーテル・チューブ類の自己 (事故) 抜去、暴言・暴力などの行動がみられる場合には、看護師の目が届く場所にベッドごと移動させる

・転倒・転落を防ぐために、ベッドを壁につける、離床センサーを設置する、ベッド柵を適切にセッティングするなどの対策を講じる

・頻回に患者のもとに足を運び、様子を注意深く観察する

・興奮が激しく、看護師1人では対応できない場合には、落ち着くまで複数のスタッフで対応する。ただし、複数人での対応は、患者の不安をより強める可能性があるため、一斉に語りかけず、それぞれが落ち着いたトーンで、ゆっくりと患者に話しかけるようにする

・可能であれば、家族に面会の協力を要請し、患者のそばに付いてもらい、患者が安心して落ち着ける環境を整える

2) せん妄による症状の変化の評価

・定期的に DST (p92) や CAM-ICU (p96) などのスケールを用いて、せん妄による症状の変化を評価する。また、その評価をもとに、治療・ケアの効果を判定する

・スケールによる評価や治療・ケアの効果を記録し、スタッフ間で共有することで、治療・ケアの改善につなげる

3) 家族への支援

・家族に「せん妄とはどのような状態で、どのような経過を辿るのか」「今後はどのような治療・看護を行っていくのか」をわかりやすい言葉で説明し、動揺・不安の軽減を図る

・現実の認識を促すような声かけをする、患者が好む音楽を流す、なじみのある事柄を話題に出すなど、患者へのかかわり方を説明し、対応してもらう

・心配・不安に思うことや、何か気になることがあれば、気軽に尋ねてもよいことを伝え、家族の心情に寄り添う

4) 薬物療法と副作用の観察

・不穏や興奮がある過活動型せん妄の場合には、医師の判断のもと、抗精神病薬の投与が検討される。リスパダール®、ルーラン®、セレネース®においては、特に錐体外路症状の出現に注意する

・睡眠覚醒リズムを整えるために、デエビゴ® やロゼレム® が投与される場合がある。デエビゴ® では傾眠や頭痛、ロゼレム® では傾眠や不動性めまいなどの副作用に注意する

99

スタンダードプリコーション, 感染経路別予防策

	スタンダードプリコーション（標準予防策）―すべての患者に共通
手指衛生	・目に見えて汚れのある場合は石けんと流水，そうでない場合は手指消毒薬を使用する。ノロウイルスや芽胞菌などに接触した可能性のある場合は，石けんと流水による手洗いが推奨される ・「世界保健機関（WHO）手指衛生ガイドライン2009」は，5つの場面（①患者に触れる前，②清潔／無菌操作の前，③血液・体液に触れた後，④患者に触れた後，⑤患者周囲環境に触れた後）において手指衛生をすることを推奨している
個人防護具の着用 — 手袋	・血液，体液，分泌物，排泄物に触れる可能性のある場合 ・粘膜や傷のある皮膚に触れる可能性のある場合
個人防護具の着用 — マスク，ゴーグル・フェイスシールド	・血液，体液，分泌物のはねや飛沫により眼・鼻・口が汚染される可能性のある処置や患者ケアを行うとき（特に吸引，気管挿管）
個人防護具の着用 — ガウン・エプロン	・衣類／露出した皮膚が血液，体液，分泌物，排泄物に接触することが予想される処置および患者ケアを行うとき
患者ケアに使用した器材の取り扱い	・汚染されている器材，体液が付着している可能性のある器材の取り扱い時は，汚染状況に合わせた防護具を着用する ・リユースの共有器材は，使用目的と使用部位に対する危険性に応じて処理方法を決定する ・消毒・滅菌の前には，確実な洗浄を行い，異物を除去する必要がある
患者周囲の環境対策	患者周囲の環境表面や，ベッド柵やドアノブなどの高頻度接触表面は日常的な清掃を実施し，汚れやほこりを除去する
リネン	使用済みリネンは，取り扱う医療者や周囲環境へ汚染を拡大させないよう，静かに汚染面を内側にし，身体に密着しないように運搬する
血液媒介病原体対策	・血液・体液で汚染された可能性のある針をリキャップしない ・導入されていれば，安全機能付き鋭利器材を用いる ・使用した鋭利物は耐貫通性専用廃棄容器に入れる ・ベッドサイドで鋭利器材を取り扱う際は，携帯用廃棄容器を使用する ・血液や体液が飛散する可能性のある処置やケアでは，眼・鼻・口を覆う防護具を装着する ・原則としてリキャップは行ってはいけない。やむを得ない場合は，平面にキャップを置き針先で片手ですくう手技を適用する
患者配置	以下の場合は個室管理を検討する ・周囲環境を汚染する（失禁や多量の滲出液が被覆材から漏れるなど）リスクの高い患者，衛生的な環境を維持することへの協力が得られない患者 ・確定診断がされる前の発熱や発疹，下痢など他者に伝播する感染症が疑われる場合
呼吸器衛生／咳エチケット	・咳やくしゃみをしている人には口と鼻をティッシュペーパーで押さえ，可能な限りサージカルマスクを装着するよう指導する ・使用したティッシュペーパーは，手を触れずに廃棄できる容器を準備し，廃棄後，手指衛生を行う ・咳をしている患者と他の患者は1m以上離すように配慮する
安全な注射手技	・1つの注射器で複数の患者へ薬剤投与をしない ・注射溶液と投与セットは1人の患者のみに用い，使用後は適切に廃棄する
腰椎穿刺手技	脊柱管や硬膜下腔にカテーテルを留置したり検査・治療のために穿刺を行うときは，実施者はサージカルマスクを装着する

感染経路別予防策

標準予防策では伝播を防止することが困難な場合に標準予防策に加えて実施

1) 接触予防策

対象となる病原体・感染症：薬剤耐性菌，クロストリディオイデス・ディフィシル感染症，ウイルス性腸炎，流行性角結膜炎，角化型疥癬など

	予防策
患者配置	個室管理が望ましい．個室管理が難しい場合は，同じ病原体・感染症の患者を同室にする（コホーティング）．個室管理やコホーティングが困難な場合は，ベッド間隔を1m以上確保し，カーテンを引く
個人防護具	標準予防策に加え，患者や患者周囲環境に手が触れる場合は手袋を，衣服が触れる可能性がある場合はガウンを着用する．個人防護具は接触予防策を行う病室や区域に入る前に着用し，病室や区域を出る前に脱ぐ
患者移送	必要最小限とする．移送する場合は，感染・保菌部位を覆う．移送前に汚染された個人防護具を脱ぎ，移送先で清潔なものを着用する
患者に使用する器具	体温計や血圧計，聴診器などは患者専用とする．ディスポーザブル製品も活用する．他の患者と共用する物品は，適切な洗浄と消毒が必要
環境管理	高頻度接触面を中心に1日1回以上清拭する．患者退室後は，通常の清掃に加え，病原体・感染症に有効な消毒薬を用いて消毒を行う

2) 飛沫予防策

対象となる病原体・感染症：百日咳，マイコプラズマ，インフルエンザ，髄膜炎菌性髄膜炎，溶血性連鎖球菌，風疹，流行性耳下腺炎など

	予防策
患者配置	個室管理が望ましい．個室管理が難しい場合は，同じ病原体・感染症の患者を同室にする（コホーティング）．個室管理やコホーティングが困難な場合は，ベッド間隔を1m以上確保し，カーテンを引く
個人防護具	標準予防策に加え，飛沫予防策を行う病室や区域に入る前にサージカルマスクを着用する
患者移送	必要最小限とする．移送する場合は，患者にサージカルマスクを着用してもらう

3) 空気予防策

対象となる病原体・感染症：結核，麻疹，水痘など

	予防策
患者配置	廊下や他の病室に対し陰圧に管理された個室とする．病室のドアは常時閉めておく
医療者の制限	麻疹，水痘に免疫のない医療者は病室内に立ち入らないことが望ましい
個人防護具	結核患者（疑いを含む）に対応する場合は，病室入室前にフィットテスト済みのN95マスクをシールチェックを経て着用し，病室退出後に外す．予防接種歴や抗体価で免疫があると考えられる場合でも典型麻疹症例に担当として携わる場合は，N95マスクを装着することが望ましい（「医療関係者のためのワクチンガイドライン第3版」）
患者移送	必要最小限とする．移送が必要な場合は，患者にサージカルマスクを着用してもらう．また，水痘や結核の皮膚病変は覆う．移送時，患者がサージカルマスクを着用していれば，医療者はN95マスクではなくサージカルマスクでよい

カテーテルの管理

膀胱留置カテーテル

膀胱留置 カテーテルの 適応	・急性の尿閉または下部尿路閉塞がある場合 ・尿量の正確な計測が必要な場合や特定の手術処置における周手術期で使用する場合 ・失禁をみとめる患者で、仙骨部や会陰部の開放創の治癒を促進する場合 ・長期間の安静を要する場合や、終末期において患者の希望に応じて快適さを得られるようにする場合　など
カテーテル挿入 時の洗浄・消毒	・挿入前は可能な限り陰部を清潔に保てるよう、洗浄などを行い、適切な消毒薬を用いて清潔操作を徹底する（図1）
カテーテルの 交換時期	・感染予防を目的とした定期的な交換は行わない ・カテーテルの閉鎖回路の破綻、閉塞などの理由でカテーテルを交換する場合は、カテーテルと採尿バッグを同時に交換する ・留置している目的を明確にし、不必要な留置はしない（抜去が可能であるか、常に検討する）
カテーテル 挿入中の 管理方法	・尿の流出を妨げないよう、女性は大腿部、男性は下腹部にカテーテルを固定し、屈曲しないように管理する（図2） ・採尿バッグは膀胱より低い位置に固定し、床につかないように注意する ・ストレッチャーや車椅子などに移乗する場合は、尿を廃棄してから移乗する

（女性）

中央や左右の両側に前から後ろに向かって一方向に消毒する

（男性）

尿道口を中心に外側に向かって円を描くように消毒する

図1 消毒方法

（女性）

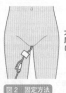

大腿部に固定し、屈曲しないように管理する

（男性）

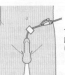

下腹部に固定し、屈曲しないように管理する

図2 固定方法

末梢静脈カテーテル

末梢静脈カテーテルの適応	・留置期間が短期間である場合 ・中心静脈からの薬物投与を必要としない場合　など
カテーテル挿入時の消毒	・挿入前の消毒には70%アルコール，ヨードチンキ，クロルヘキシジングルコン酸塩アルコール製剤を用いる
カテーテルの交換時期	・96時間以内でのカテーテル交換は不要である ・下肢にカテーテルが留置されている場合はできる限り早期に，上肢に留置部位を変更する ・静脈炎の症状をみとめた場合はすみやかに抜去し，カテーテル留置部位を変更する
ドレッシング材の交換時期	・ドレッシング材が緩んだり，湿ったり，目に見えて汚れたりした場合は交換する（発汗時，剝がれかけているときなど）
輸液セットの交換時期	・96時間間隔より頻回に交換する必要はないが，少なくとも7日以内に交換する ・輸血や血液製剤，脂肪乳剤に使用した輸液セットは使用開始後24時間以内に交換する

中心静脈カテーテル

中心静脈カテーテルの適応	・確実な水分・薬物投与が必要な場合 ・中心静脈栄養が必要な場合 ・末梢静脈カテーテルが留置困難な場合 ・薬剤のpHや浸透圧などの問題から，末梢静脈カテーテルからの投与が困難な場合　など
カテーテル挿入時および挿入中の消毒	・挿入前およびドレッシング材交換時には，禁忌がなければ0.5%を超える濃度のクロルヘキシジングルコン酸塩アルコール製剤を用いて消毒する（それが禁忌である場合はヨードチンキ，ポビドンヨード，70%アルコールで代用する）
カテーテルの交換時期	・カテーテルの閉塞やカテーテル関連血流感染が疑われる場合を除き，定期的な交換は行わない ・緊急時（急変時や救急外来など）の挿入で，確実な無菌操作が実施されず挿入された場合は，できる限り48時間以内に交換する ・挿入部位は毎日観察を行い，感染の徴候をみとめた場合はすみやかに報告する
ドレッシング材の交換時期	・ドレッシング材が緩んだり，湿ったり，目に見えて汚れたりした場合は交換する（発汗時，剝がれかけているときなど） ・透明フィルムドレッシング材は7日ごと，滅菌ガーゼは2日ごとに交換する
輸液セットの交換時期	・96時間間隔より頻回に交換する必要はないが，少なくとも7日以内に交換する ・輸血や血液製剤，脂肪乳剤に使用した輸液セットは使用開始後24時間以内に交換する

抗菌薬の投与方法①

医薬品の効果を最大限に発揮するためには，薬物投与後の濃度変化を表す「PK (pharmacokinetics：薬物動態)」，濃度と反応性の関係を表す「PD (pharmacodynamics：薬力学)」を組み合わせた「PK/PD」という考え方が有用．抗菌薬は効果と関連する PK/PD パラメータに基づき，3 つに分類される

表 抗菌薬の効果と関連する PK/PD パラメータ

PK/PD パラメータ	主な抗菌薬の種類
% Time above MIC	ペニシリン系 セフェム系 カルバペネム系 リンコマイシン系
Cmax/MIC	キノロン系 アミノグリコシド系 環状リポペプチド系
AUC/MIC	グリコペプチド系 オキサゾリジノン系 テトラサイクリン系

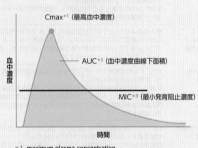

血中濃度（縦軸） 時間（横軸）

Cmax*1（最高血中濃度）

AUC*2（血中濃度曲線下面積）

MIC*3（最小発育阻止濃度）

*1 maximum plasma concentration
*2 area under the time-concentration curve
*3 minimum inhibitory concentration

% Time above MIC タイプ

効果は血中濃度が MIC より高い時間の割合 (% Time above MIC：% TAM) に依存し、時間依存性抗菌薬と呼ばれる。1 日投与量が同じでも投与回数を増やすと % TAM が大きくなるため、投与回数を増やすことが有効。点滴時間も % TAM に影響し、指示された点滴時間よりも速く滴下すると % TAM が小さくなり、効果が減弱するおそれがある

例）ペニシリン系、セフェム系、カルバペネム系、リンコマイシン系、クラリスロマイシンなど

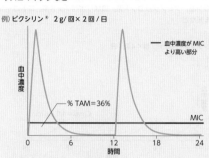

例）ビクシリン® 2 g/ 回× 2 回 / 日

― 血中濃度が MIC より高い部分

% TAM＝36%

MIC

血中濃度

0　6　12　18　24
時間

例）ビクシリン® 1 g/ 回× 4 回 / 日

― 血中濃度が MIC より高い部分

% TAM＝55%

MIC

血中濃度

0　6　12　18　24
時間

主な薬剤

ビクシリン®

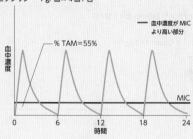

メロペン®

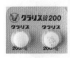

クラリス®

Cmax/MIC タイプ

効果は Cmax に依存し，濃度依存性抗菌薬と呼ばれる．同じ1日投与量であれば，1回あたりの投与量を多くすると Cmax が大きくなるため，投与回数を減らして1回の投与量を増やすことが有効

例) キノロン系，アミノグリコシド系，環状リポペプチド系、ニトロイミダゾール系など

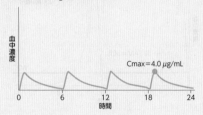

例) ゲンタシン® 60 mg/回×4回/日

縦軸: 血中濃度　横軸: 時間

Cmax=4.0 µg/mL

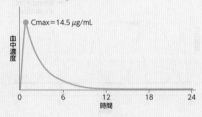

例) ゲンタシン® 240 mg/回×1回/日

縦軸: 血中濃度　横軸: 時間

Cmax=14.5 µg/mL

主な薬剤

シプロキサン®　　ゲンタシン®　　キュビシン®　　フラジール®

AUC/MIC タイプ

効果は細菌との接触時間に依存するものの，作用時間が長い薬剤であるため，1 日の総投与量を増やすことが有効
例）グリコペプチド系，オキサゾリジノン系，テトラサイクリン系，アジスロマイシンなど

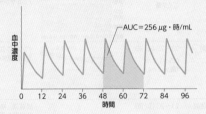

例）塩酸バンコマイシン® 500 mg/回×2回/日

AUC＝256 μg・時/mL

血中濃度

時間

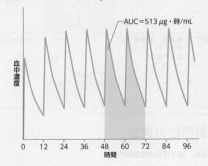

例）塩酸バンコマイシン® 1,000 mg/回×2回/日

AUC＝513 μg・時/mL

血中濃度

時間

主な薬剤

塩酸バンコマイシン®

ザイボックス®

ミノマイシン®

ジスロマック®

注射

注射方法の概要

	注射針・1回用量	刺入角度	適応
皮内注射	26～27 G, SB ごく少量	薬剤 表皮 真皮 皮下組織 筋層 表皮：0.06～0.20 mm　真皮：2.0～4.0 mm	ツベルクリン反応，アレルゲンテスト
皮下注射	23～25 G, RB 0.5～1.0 mL （最大 2 mL）	10～30 度	インスリン注射，予防接種など
筋肉内注射	21～23 G, RB 最大 5 mL 程度	45～90 度	鎮痛薬，検査の前処置の薬剤など
点滴静脈内注射	翼状針，静脈留置針 21～23 G 輸血の場合は18～20 G	10～20 度	さまざまな薬剤

SB：short bevel（ショートベベル），RB：regular bevel（レギュラーベベル）

注射部位の選定

1）皮内注射，皮下注射の注射部位

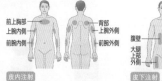

前上胸部　　　　背部
上腕内側　　　　上腕外側
前腕内側　　　　前腕外側

皮内注射
穿刺部に小水泡ができるように，皮膚に沿うよう平行に刺入する

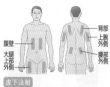

背部
腹壁　　　　　　上腕外側
大腿上部外側　　腰部外側

皮下注射
インスリンの自己注射は，腹壁，大腿上部外側に行われることが多い

2）筋肉内注射の注射部位（三角筋，中殿筋）

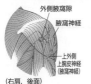

外側腋窩隙
腋窩神経
上外側
上腕皮神経
（腋窩神経）
（右肩，後面）

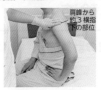

肩峰から
約3横指
下の部位

`三角筋`

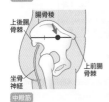

腸骨稜
上後腸
骨棘
坐骨
神経
上前腸
骨棘

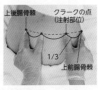

上後腸骨棘
クラークの点
（注射部位）
1/3
上前腸骨棘

`中殿筋`

上前腸骨棘と上後腸骨棘を結んだ線上の外前1/3の部位（クラークの点）

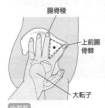

腸骨稜
上前腸
骨棘
大転子

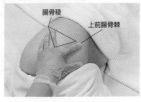

腸骨稜
上前腸骨棘

`中殿筋`

大転子に手掌中央，上前腸骨棘に示指を当て中指をいっぱいに開いたV字形の中央，あるいは中指第2関節の横の部位（ホッホシュテッターの部位）

3）静脈内注射の注射部位

利き手ではない側の前腕部を第一選択とし，刺し直しの場合は前回穿刺部よりも中枢側で再穿刺する。手関節付近，屈曲部位，血腫・静脈炎・熱傷・重度のアトピー性皮膚炎などの皮膚障害のある部位，リンパ節郭清を伴う乳房手術側，シャント造設側，麻痺側などは避ける

尺側皮静脈
橈側皮静脈
肘正中皮静脈

穿刺部位の第一
選択となる静脈

橈側皮静脈
尺側皮静脈
上腕骨
正中神経
肘頭

橈側皮静脈
手背静脈

`静脈内注射`

輸液

滴下数の計算方法

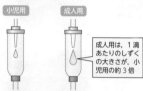

小児用　成人用

成人用は，1滴あたりのしずくの大きさが，小児用の約3倍

1滴＝約 0.017 mL　　1滴＝約 0.05 mL

1）成人用輸液セット（20 滴 /mL）の場合

$$1分間の滴下数 ≒ \frac{輸液セットの1 mLあたりの滴下数（20滴）×指示輸液量（mL）}{指定時間（時）×60（分）}$$

2）小児用輸液セット（60 滴 /mL）の場合

$$1分間の滴下数 ≒ \frac{輸液セットの1 mLあたりの滴下数（60滴）×指示輸液量（mL）}{指定時間（時）×60（分）}$$

滴下数の合わせ方（簡易的な考え方）

ルート 指定速度	小児用ルート（60 滴/mL）	成人用ルート（20 滴/mL）
20 mL/ 時	3秒に1滴	9秒に1滴
40	3秒に2滴	9秒に2滴
60	3秒に3滴（1秒に1滴） ↑これを基本に考えると考えやすい！	9秒に3滴（3秒に1滴）
80	3秒に4滴	9秒に4滴
100	3秒に5滴	9秒に5滴
120	3秒に6滴（1秒に2滴）	9秒に6滴（3秒に2滴）
180	3秒に9滴（1秒に3滴）	9秒に9滴（1秒に1滴）

120 mL/時は 60 mL/時の2倍の速度．つまり，滴下速度を2倍にすればよい

成人用ルートの1回滴下量は小児用ルートの3倍．つまり滴下間隔を3倍のばせばよい

80 mL/時は 60 mL/時の 4/3 倍の速度．つまり滴下速度を 4/3 倍にすればよい
3秒に3滴⇒3×4/3＝4　3秒に4滴！

血管外漏出

1) 血管外漏出の因子

因子	例
患者に関する因子	・弾力性や血流量の低下した血管（女性，脆弱な末梢静脈など） ・基礎疾患（糖尿病，末梢血管疾患，感染性疾患，がん，免疫不全など） ・栄養状態が不良 ・安静が保てない ・年齢（高齢者，小児）
刺入部位に関する因子	・関節運動の影響を受けやすい部位への穿刺（下記 2) 参照） ・静脈疾患や局所感染，血腫，創傷瘢痕を伴う部位への穿刺 ・24 時間以内に刺入した部位より遠位部への穿刺 ・化学療法，放射線照射部位への穿刺 ・輸液などですでに使用している血管への穿刺 ・同一の静脈に対する穿刺のやり直し
機器に関する因子	・輸液・輸注ポンプの使用
薬剤に関する因子	・血管外漏出に注意が必要な薬剤（下記 3) 参照）の使用
その他の因子	・未熟なテクニック ・留置期間（4 日以上の留置） ・静脈に対して大きな径のカテーテル・不安定な固定

2) 関節運動などの影響を受けやすい部位

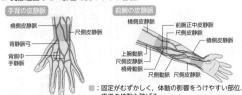

■：固定がむずかしく，体動の影響をうけやすい部位．患者の体動も防げる

（森 文子：抗がん剤の経静脈的投与の管理．看護学雑誌 69：798，医学書院，2006）

3) 血管外漏出に注意すべき主な薬剤

薬剤	留意点
抗悪性腫瘍剤	・皮膚組織の炎症や壊死を起こし，場合によっては不可逆性の後遺症を残すこともある
強アルカリ性薬剤・強酸性薬剤	・血管の周囲に浸透しやすいことから，広範囲の組織障害を起こす可能性がある
血管収縮・昇圧剤	・血管収縮作用に基づく虚血により，皮膚障害を起こす可能性がある
高浸透圧薬剤	・浸透圧が高くなるほど，組織障害を起こす可能性が高まるとされている
電解質補正用薬剤	・Ca イオン，K イオンを大量に含むため，細胞膜の働きを阻害して皮膚障害をきたすとされている
その他	・ガベキサートメシル酸塩などの組織障害性の高い薬剤は濃度依存的に血管内皮細胞を障害し，血栓形成や血管壊死を生じる

（北里大学病院医療安全ハンドブック，p58，2023）

輸液ポンプ

輸液ポンプ使用中の患者の観察項目

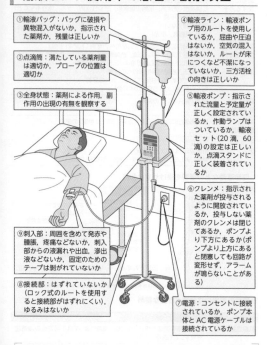

①輸液バッグ：バッグに破損や異物混入がないか、指示された薬剤か、残量は正しいか

②点滴筒：満たしている薬剤量は適切か、プローブの位置は適切か

③全身状態：薬剤による作用、副作用の出現の有無を観察する

④輸液ライン：輸液ポンプ用のルートを使用しているか、屈曲や圧迫はないか、空気の混入はないか、ルートが床につくなど不潔になっていないか、三方活栓の向きは正しいか

⑤輸液ポンプ：指示された流量と予定量が正しく設定されているか、作動ランプはついているか、輸液セット（20滴、60滴）の設定は正しいか、点滴スタンドに正しく装着されているか

⑥クレンメ：指示された薬剤が投与されるように開放されているか、投与しない薬剤のクレンメは閉じてあるか、ポンプより下方にあるか（ポンプより上方にあると閉塞しても回路が変形せず、アラームが鳴らないことがある）

⑦電源：コンセントに接続されているか、ポンプ本体とAC電源ケーブルは接続されているか

⑧接続部：はずれていないか（ロック式のルートを使用すると接続部がはずれにくい）、ゆるみはないか

⑨刺入部：周囲を含めて発赤や腫脹、疼痛などないか、刺入部からの液漏れや出血、滲出液などないか、固定のためのテープは剥がれていないか

POINT 輸液ポンプを使用するうえでのポイント

- 輸液ポンプを患者に接続する前に、正しく作動するか、充電されているか確認する
- 輸液ポンプを接続する前に、輸液の必要性、輸液ポンプを使用する理由や注意点などを説明する
- ポンプの異常だけではなく、自身に異常を感じたときは看護師に知らせるよう患者に伝える
- ポンプで投与しているからといって過信せず、確実に安全に投与さ

れているか定期的に確認する（①注入誤差が±10％あるため，積算量だけでなく，輸液バッグの残量も確認する，②血管外漏出が生じてもアラームは鳴らないため，刺入部を観察する，③ポンプには薬剤，速度，量などが指示通りであるかチェックする機能は付いていないため，正しく設定されているか指示を確認し，必要時ダブルチェックする）

- ポンプは，転倒防止のため，点滴スタンドの高さ調節部より下に付ける（小児の場合は顔の高さ）．点滴スタンドの脚と同じ方向に付けるとよい

アラーム発生時の対応

1) 輸液ポンプ使用中にアラームが鳴った場合の対応の順序

1 輸液ポンプと患者の間にあるクレンメを閉じる（ポンプのドアを開ける場合はフリーフロー防止のため，クレンメを確実に閉じる）

2 原因を確認してから「停止・消音」スイッチを押し，アラーム音を消す

3 アラームの原因に対処する（下記 2）参照）

4 閉塞していた場合は急速投与防止のため，圧をボトルのほうに逃がす

5 トラブル解決後，回路が正しくセットされているか確認し，クレンメを開放する

6 「開始」スイッチを押し，輸液を再開する

2) アラームのトラブル対応

アラームの種類	原因	対応
閉塞アラーム（注意：クレンメ開放前に必ず圧を逃がす）	・輸液ラインの屈曲，圧迫 ・クレンメの開放忘れ ・三方活栓の向きが不適切 ・留置針の閉塞 ・輸液ライン内の閉塞	・屈曲，圧迫を解除する ・クレンメを開放する ・三方活栓の向きを正しくする ・血管外漏出の有無を確認し，留置針を入れ替える ・輸液ラインを交換する
気泡混入アラーム	・輸液ボトルが空になり，空気が送られた ・輸液ライン内に気泡が発生した ・輸液ラインが正しくセットされていない ・気泡検出部が汚染されている	・気泡を取り除いて新しい輸液ボトルをセットする，または輸液を終了する ・気泡を取り除く ・輸液ラインを正しくセットし直す ・水またはぬるま湯に浸したガーゼなどで気泡検出部を拭く
流量異常アラーム	・本体の設定と異なる輸液ラインを使用している	・設定した輸液ラインを使用する
開始忘れアラーム	・開始スイッチの押し忘れ	・ポンプ設定および輸液ラインをもう一度確認してから，開始スイッチを押す
ドアアラーム	・ドアがきちんと閉まっていない ・輸液ラインがきちんと装着されていない	・クレンメを閉じ，ドアを閉め直す ・輸液ラインを正しくセットする
バッテリアラーム	・内蔵バッテリの残量が少なくなっている	・AC電源ケーブルをコンセントに接続する

シリンジポンプ

シリンジポンプ使用中の患者の観察項目

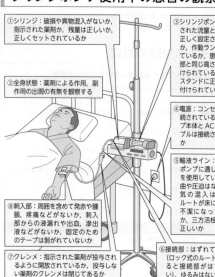

①シリンジ：破損や異物混入がないか，指示された薬剤か，残量は正しいか，正しくセットされているか

②全身状態：薬剤による作用，副作用の出現の有無を観察する

③シリンジポンプ：指示された流量と予定量が正しく設定されているか，作動ランプはついているか，患者の刺入部と同じ高さに取り付けられているか，点滴スタンドに正しく取り付けられているか

④電源：コンセントに接続されているか，ポンプ本体とAC電源ケーブルは接続されているか

⑤輸液ライン：シリンジポンプに適したルートを使用しているか，屈曲や圧迫はないか，空気の混入はないか，ルートが床につくなど不潔になっていないか，三方活栓の向きは正しいか

⑥接続部：はずれていないか（ロック式のルートを使用すると接続部がはずれにくい），ゆるみはないか

⑦クレンメ：指示された薬剤が投与されるように開放されているか，投与しない薬剤のクレンメは閉じてあるか

⑧刺入部：周囲を含めて発赤や腫脹，疼痛などがないか，刺入部からの液漏れや出血，滲出液などがないか，固定のためのテープは剥がれていないか

POINT ▶ シリンジポンプを使用するうえでのポイント

- シリンジポンプを患者に接続する前に，正しく作動するか，充電されているか確認。また，シリンジと押し子の隙間がなくなるよう早送りし，プライミング
- シリンジポンプには気泡アラームがない機種もあるため，気泡が混入していないか定期的に確認する
- その他のポイントは「輸液ポンプ」の項目（p112）を参照

注意点 ▶ シリンジポンプを使用するうえでの注意点

- 逆転現象（患者よりシリンジポンプの位置が低い場合，患者からシリンジへと薬液が逆流する現象）やサイフォニング現象（シリンジの押し子の固定がはずれたときにシリンジポンプの位置が患者より高いと，落差によって薬液が過剰に注入される現象）に注意する

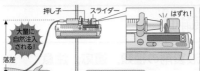

押し子　スライダー　＼|／ はずれ！

対策として，シリンジポンプを患者と同じ高さに取り付け，ポンプ本体とシリンジを確実にセットする

大量に自然注入される！

落差

サイフォニング現象

アラーム発生時の対応

1）シリンジポンプ使用中にアラームが鳴った場合の対応の順序

1	患者側の三方活栓（クレンメ）を OFF にする
2	原因を確認してから「停止・消音」スイッチを押し，アラーム音を消す
3	アラームの原因に対処する（下記 2）参照）
4	閉塞していた場合は急速投与防止のため，圧をシリンジのほうに逃がす
5	トラブル解決後，回路が正しくセットされているか確認し，三方活栓（クレンメ）を開放する
6	「開始」スイッチを押し，輸液を再開する

2）アラームのトラブル対応

アラームの種類	原因	対応
閉塞アラーム〔注意：三方活栓（クレンメ）開放前に必ず圧を逃がす〕	・輸液ラインの屈曲，圧迫 ・三方活栓（クレンメ）の開放忘れ ・三方活栓の向きが不適切 ・留置針の閉塞 ・輸液ライン内の閉塞	・屈曲，圧迫を解除する ・三方活栓（クレンメ）を開放する ・三方活栓の向きを正しくする ・血管外漏出の有無を確認し，留置針を入れ替える ・輸液ラインを交換する
残量アラーム	・薬液が少なくなった	・準備しておいたシリンジに交換する．最後まで投与する場合は再開する
残量／閉塞アラーム	・シリンジ内の薬液が完全になくなった	・準備しておいたシリンジに交換する，あるいは投与を終了する
押し子はずれアラーム	・押し子がはずれている	・押し子・シリンジを確実にセットし，プライミング*してから再開する
シリンジはずれアラーム	・シリンジがはずれている ・シリンジメーカーと合っていない	・シリンジを確実にセットし，プライミングしてから再開する ・シリンジメーカーと合っているシリンジを使用する
クラッチはずれアラーム	・クラッチがはずれている	・クラッチ・シリンジを確実にセットし，プライミングしてから再開する
開始忘れアラーム	・開始スイッチの押し忘れ	・ポンプ設定および輸液ラインをもう一度確認してから，開始スイッチを押す
電池電圧アラーム	・内蔵バッテリの残量が少なくなっている	・AC 電源ケーブルをコンセントに接続する

*プライミングする際は薬液が患者に投与されないように行う

115

主な血液製剤の種類, 適応, 注意

	販売名	略号	算定単位量	適応	保存などの注意
全血製剤	照射人全血液-LR「日赤」	Ir-WB-LR-1	200 mL	一般の輸血適応症	・2～6℃で保存 ・輸血用血液保冷庫で保存する。病棟での保存は不可 ・急速大量輸血や新生児の交換輸血など加温が必要な場合は36℃以下とする
		Ir-WB-LR-2	400 mL		
血液成分製剤	照射赤血球液-LR「日赤」	Ir-RBC-LR-1	200 mL	血中赤血球不足または機能廃絶	
		Ir-RBC-LR-2	400 mL		
	照射洗浄赤血球液-LR「日赤」*1	Ir-WRC-LR-1	200 mL	貧血または血漿成分などによる副作用を避ける場合	※1 有効期間 製造後 48 時間 ※2 有効期間 製造後 4 日間 ※3 実際の容量を確認のこと ※4 有効期間 製造後 48 時間
		Ir-WRC-LR-2	400 mL		
	照射解凍赤血球液-LR「日赤」*2	Ir-FTRC-LR-1	*3	貧血または赤血球の機能低下	
		Ir-FTRC-LR-2			
	照射合成血-LR「日赤」*4	Ir-BET-LR-1	*3	ABO血液型不適合による新生児溶血性疾患	
		Ir-BET-LR-2			
	照射濃厚血小板-LR「日赤」	Ir-PC-LR-1	20 mL	血小板減少	・できるだけすみやかに使用する ・やむを得ず保存する場合は、20～24℃で振とうしながら貯蔵 ・振とう器がない場合は、30分ごとに手で穏やかに振とうする ・冷所保存不可
		Ir-PC-LR-2	40 mL		
		Ir-PC-LR-5	100 mL		
		Ir-PC-LR-10	200 mL		
		Ir-PC-LR-15	250 mL		
		Ir-PC-LR-20	250 mL		
	照射濃厚血小板HLA-LR「日赤」	Ir-PC-HLA-LR-10	200 mL	血小板減少 抗HLA抗体保有者	
		Ir-PC-HLA-LR-15	250 mL		
		Ir-PC-HLA-LR-20	250 mL		
	新鮮凍結血漿-LR「日赤」120	FFP-LR 120	120 mL	凝固因子障害	・30～37℃の温湯で融解する。融解後 3 時間以内に輸注する ・やむを得ず融解後にすぐに使用しない場合は、2～6℃で保存し、融解後 24 時間以内に使用
	新鮮凍結血漿-LR「日赤」240	FFP-LR 240	240 mL		
	新鮮凍結血漿-LR「日赤」480	FFP-LR 480	480 mL		

(日本赤十字社血液製剤添付文書をもとに作成)

★血液製剤への放射線照射は, 輸血関連移植片対宿主病 (GVHD) を予防するために行われる

POINT 投与の基本を押さえる

①太い血管・太い留置針から投与する, ②輸血セット (輸血専用のルート) で単独投与する, ③最初の 15 分はゆっくり (1 mL/ 分) 投与し, 開始から最低 5 分間は患者のもとを離れず状態観察する, ④開始前, 開始 5 分後, 15 分後, その後は適宜 15～30 分ごとにバイタルサインをチェックし, 観察記録する

輸血副作用の診断項目

	副作用	原因	症状	出現時間	その他
即時型	アレルギー反応（重篤の場合はアナフィラキシー反応）	抗原抗体反応	咽頭浮腫、呼吸困難、喘鳴、胸部絞扼感、血圧低下、チアノーゼ ―――― 蕁麻疹、斑丘疹状発疹、眼瞼周囲の浮腫、紅斑、瘙痒感、血管性浮腫など	開始直後、軽度の場合は輸血中あるいは開始後おおむね4時間以内	なかでも血小板製剤が一番起きやすい
	溶血性反応	ABO不適合	発熱、悪寒、悪心・嘔吐、輸血部位の血管痛、熱感、胸部圧迫感、胸痛、腹痛、腰背部痛、顔面紅潮、顔面蒼白、血圧低下、頻脈、ショック、腎不全、DIC	開始5～15分後	輸血量50mL以上でショックへの移行が高率となり、死亡率が増加する。受血者がO型で輸血量が多いほど重篤になりやすい
	発熱性非溶血性反応	抗原抗体反応	38℃以上の発熱、輸血前より1℃以上の発熱、悪寒・戦慄、頭痛、悪心	輸血中から輸血後数時間	
	急性肺障害（TRALI）	血液製剤中のHLA抗体、HNA抗体など	咳痰を伴わない咳、呼吸困難、低酸素血症、両肺野の浸潤影	輸血中もしくは輸血後6時間以内	病態的には非心原性の肺水腫
遅延型	遅発性溶血性反応（DHTR）	二次免疫反応（過去の輸血、妊娠で感作された）	発熱、黄疸、血色素尿、貧血、Hb低下	24時間～数週間	輸血後3～14日程で急激に抗体が増加する
	移植片対宿主病（GVHD）	血液製剤中のリンパ球が患者の体組織を傷害する	発熱、紅斑、下痢、下血、肝障害、多臓器不全、骨髄無形性、汎血球減少症	輸血後1～2週間	いったん発症すると救命はきわめて困難

副作用発生時の具体的対応例

❶ 副作用と思われる症状が出現した場合はいったん輸血を中止し、バイタルサインを含め全身状態を把握する

❷ 重篤な副作用の可能性がある場合は輸血を中止し、輸血セットを交換して新しいルートで生理食塩液などの点滴に切り替える

❸ 細菌感染症が疑われた場合は、血液培養検査検体を採取後、すみやかに敗血症に準じた治療を行う

❹ TRALI（輸血関連急性肺障害）が疑われた場合は、急性呼吸窮迫症候群に準じた治療を行い、集中治療部門での管理を検討する

❺ ABO型不適合輸血が疑われた場合は、ただちに中止し補液を開始する。血圧の維持と利尿に努め、集中治療部門での管理を検討する

中心静脈カテーテル

種類

種類	特徴
非トンネル型中心静脈カテーテル	経皮的に中心静脈（内頸，鎖骨下，大腿）に挿入する
末梢挿入型中心静脈カテーテル	尺側皮静脈，橈側皮静脈，上腕静脈からカテーテルを挿入し，カテーテル先端を上大静脈に留置する
カフ付きトンネル型中心静脈カテーテル	長期留置を目的に，カフが皮下で癒着し，抜去を予防する
完全埋め込み型カテーテル	皮下にカテーテルと接続されたポートを埋め込む

挿入部位の長所・短所

挿入部位	長所・短所
内頸静脈	・気胸や血胸などの合併症のリスクは鎖骨下静脈と比較して低い ・気道分泌物や頭髪などにより汚染されやすい ・頭髪や頸部の動きにより固定しにくい ・頸部の動きにより，カテーテルが屈曲する場合がある
鎖骨下静脈	・汚染されるリスクが低い ・平面であるため固定が容易である ・患者の動きが制限されにくい ・気胸や血胸，動脈穿刺のリスクが他の部位と比較して高い
大腿静脈	・挿入手技が他の部位と比較して容易であり，緊急時に選択されることがある ・下肢の動きが制限される（活動が制限される） ・排泄物などで汚染されるリスクが高い（感染が起こりやすい）
尺側皮静脈，上腕静脈などの末梢静脈[※]	・気胸や血胸などの合併症は少ない ・穿刺部位によっては，肘の屈曲により輸液の滴下が変化する ・静脈炎の発生頻度が高い ・カテーテルが上大静脈以外に誤挿入されることがある

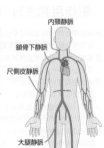

※末梢挿入型中心静脈カテーテルは，挿入部位は末梢静脈，カテーテル先端は中心静脈である

挿入時のケア

1) 挿入前
- 消毒を行う前にシャワー浴もしくは清拭を行い，穿刺部位を清潔に保つ

2) 挿入時
- 術者，介助者ともに手指衛生を行う
- 術者は帽子，マスク，滅菌ガウン，滅菌手袋を装着し，患者の全身を覆うことができる滅菌ドレープを使用する（マキシマルバリアプリコーション）
- 皮膚消毒には 0.5％ を超える濃度のクロルヘキシジングルコン酸塩アルコールを用いる（それが禁忌の場合はヨードチンキ，ポビドンヨード，70％ アルコールで代用する）

留置中のケア

挿入部位の観察	・毎日観察し，局所および全身の感染徴候に注意する ・局所の感染徴候：発赤，腫脹，疼痛，滲出液など ・全身の感染徴候：発熱（重症化すると血圧低下）など ・ドレッシング材が緩んだり，剥がれかかったりしていないかを観察する ・ドレッシング材の上から，目と手を使って観察する
挿入部位の消毒 （写真 1，2）	・消毒に用いる消毒薬は挿入時のケアと同様である ・ドレッシング材で覆う範囲と同じ範囲を消毒する ・消毒薬にポビドンヨードを用いる場合は，消毒効果を高めるため，2 分間程度乾燥させてからドレッシング材で覆う ・透明フィルムドレッシング材は 7 日ごと，滅菌ガーゼは 2 日ごとに交換する ・18 歳以上の患者の非トンネル型中心静脈カテーテルには，クロルヘキシジングルコン酸塩含有ドレッシングを使用する（ただし，クロルヘキシジンの過敏症がある患者，早産児，生後 2 か月未満の乳児には使用しない）
輸液ルートの管理方法	・96 時間間隔より頻回に交換する必要はないが，最低でも 7 日ごとに交換する ・輸血や血液製剤，脂肪乳剤に使用した輸液セットは，使用開始後 24 時間以内に交換する ・閉鎖式輸液システムを用いることが望ましい ・閉鎖式輸液システムのアクセスポートは，70％ アルコールなどの適切な消毒薬を用いて，ゴシゴシ擦るようにして消毒する

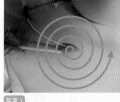

写真 1

穿刺部位の中心から外側に向かって円を描くように消毒する

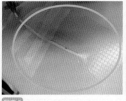

写真 2

ドレッシング材で覆う範囲全体を消毒する（○の範囲）

経鼻経管栄養

経鼻経管栄養法の基本

経鼻カテーテルの太さ	・通常 5〜12 Fr. 半消化態栄養剤の場合は詰まりやすいので 8 Fr 以上が望ましい
経鼻カテーテル挿入の長さ	・成人では通常 45〜55 cm
栄養剤の温度	・常温. 加熱は細菌の繁殖や栄養成分の変化が起こる可能性があるため推奨されない ・下痢をしている場合はひと肌程度に温める
投与中の体位	・坐位が困難な場合は 30〜45 度程度上半身を挙上する ・投与中・投与後の同一体位による褥瘡の発生に注意する
イリゲーターの高さ	・胃の高さから液面まで 50 cm 程度
経鼻カテーテル先端の位置確認	・カテーテルの先端が胃内に留置されていることを必ず確認してから，栄養剤の投与を開始する
注入速度	・通常 100〜200 mL/ 時間程度 ・病状や腸管機能の状況によって注入速度は異なる ・経腸栄養導入時はゆっくり投与したり濃度を希釈する
注入時間	・容器に移し替えて注入する場合は時間が経過すると微生物の増殖が始まるため，8 時間以内に投与する ・開封後常温で 8 時間以上放置された栄養剤は破棄する
注入後のカテーテル内残留物洗浄	・カテーテル内残留物の腐敗や残留物による閉塞を防ぐため，栄養剤注入後は微温湯を 20〜30 mL 程度カテーテルチップシリンジでフラッシュする
投与後の体位	・嘔吐や胃食道逆流に伴う誤嚥性肺炎の予防のため，投与後 30〜60 分程度は 30 度以上の上半身挙上を保つ
適応	・4 週間以上の長期にわたる場合は胃瘻などの消化管瘻を検討する
口腔ケア	・肺炎予防のためにも口腔ケアは実施する

カテーテル先端の位置確認

❶ 投与直前に，固定の状態と挿入の長さ (マーキング位置) のズレがないか確認する

❷ 高齢者や意識障害患者などは，嚥下反射が低下しており，誤って気管にカテーテルが入っていても気づきにくいため，口を開けてもらって口腔内にカテーテルのたわみがないことを確認する

❸ カテーテルチップシリンジで空気を注入し，聴診器で心窩部の気泡音が聴取できるか確認する．注入した空気は腹部膨満を助長するため，必ず抜くこと

❹ 気泡音の確認だけでは誤認することが多いため，胃液または胃内容物の吸引が推奨される．吸引できないときは体位を変えたり，30 分程時間をおいてから再度吸引する

❺ 気泡音や胃内容物の確認だけでは確実性が低いため，CO_2 チェッカーや胃内容物の pH チェックも考慮する

❻「❸❹❺」でも確実でない場合や初回の位置確認時は，X 線撮影で確認する

注入前・中・後の観察項目

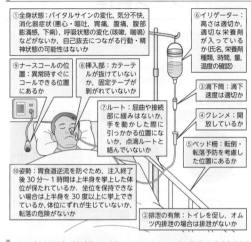

①全身状態：バイタルサインの変化、気分不快、消化器症状（悪心・嘔吐、腹痛、腹部膨満感、下痢）、呼吸状態の変化（咳嗽、喘鳴）などがないか、自己抜去につながる行動・精神状態の可能性はないか

⑥イリゲーター：高さは適切か、適切な栄養剤が入っているか（氏名、栄養剤種類、時間、量、温度の確認）

⑨ナースコールの位置：異常時すぐにコールできる位置にあるか

⑧挿入部：カテーテルが抜けていないか、固定テープが剥がれていないか

③滴下筒：滴下速度は適切か

⑦ルート：屈曲や接続部に緩みはないか、手を動かした際に引っかかる位置にないか、点滴ルートと絡んでいないか

④クレンメ：開放しているか

⑤ベッド柵：転倒・転落予防を考慮した位置にあるか

⑩姿勢：胃食道逆流を防ぐため、注入終了後30分〜1時間は上半身を挙上した体位が保たれているか。坐位を保持できない場合は上半身を30度以上に挙上できているか、体位にずれが生じていないか、転落の危険がないか

②排泄の有無：トイレを促し、オムツ内排泄の場合は排泄がないか

経鼻経管栄養で起こりやすい問題と対処法

問題	対処法
胃食道逆流，誤嚥	・ただちに投与を中止し、誤嚥の可能性があれば気管内吸引する ・医師に報告する ・投与速度や栄養剤の組成・浸透圧の変更、消化管運動賦活剤の使用を考慮する
咳嗽，喘鳴呼吸状態の変化	・胃食道逆流による誤嚥の可能性があるため、ただちに中止する ・誤嚥の可能性があれば気管内吸引する ・医師に報告する
嘔吐，下痢	・速度を落として注入する
腹痛，腹部膨満	・下痢の場合は温度をひと肌程度に温める ・消化管運動賦活剤の使用を検討する ・下痢や腹部膨満が続く場合は栄養剤の組成や浸透圧が原因であることもあるため、種類を検討する
便秘	・水分量と緩下剤を検討する
カテーテル閉塞	・カテーテルチップシリンジを用いて微温湯をフラッシュする ・改善しない場合は交換する
カテーテル切断	・固定のテープをはがすときなどは、はさみを使用しない
カテーテル抜去	・カテーテルと点滴ルートが交差したり、手が引っかかる位置にならないよう、カテーテルの位置に注意する ・せん妄や不穏など自己抜去の可能性がないかアセスメントする
咽頭刺激や皮膚トラブル	・カテーテルの固定位置を変える ・改善されない場合は入れ替えあるいは太さの検討をする

ドレーン管理

ドレーンからの排液

1）出血量の判定

50 mL/ 時以上：局所だけでなく血圧や尿量などの全身管理も必要となる
100 mL/ 時以上：止血のための手術が必要である

2）滲出液の性状の変化

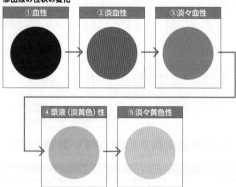

ドレーン排液の正常・異常

ドレーン	正常な排液の性状	異常な排液の性状
脳室ドレーン	無色透明～淡黄色	血性（出血の可能性） 黄色，白濁（感染の可能性）
胸腔ドレーン	淡血性～漿液性	血性（出血の可能性） 浮遊物，混濁（感染の可能性）
心嚢ドレーン	血性～淡血性	血性（出血の可能性） 凝血塊（心タンポナーデの可能性）
肝胆管ドレーン	濃黄色	血性（出血の可能性） 緑色（胆汁感染の可能性）
膵管ドレーン	無色透明	緑褐色（膵液漏の可能性）
腹腔ドレーン	淡血性～漿液性	血性（出血の可能性） 緑色（縫合不全，胆汁漏出） 浮遊物，混濁（感染の可能性）

- ドレーンの挿入部位，目的により正常量と異常量は異なる．医師への報告が必要な量は随時指示を確認する必要がある

- ドレーンの挿入部位，目的により正常な性状，異常な性状は異なる．視覚でとらえた状況を言葉で表現する際，個人差もあるため，性状が変化した時点でどの表現が適切なのか，他者とすり合わせることが望ましい

ドレーン挿入中に起こりやすい事故

起こりやすい事故	要因	対策
ねじれ・屈曲・圧迫	・患者の動き，不適切な体位・肢位	・ガーゼ交換や更衣・排泄後に確認
はずれ・抜去	・不十分な接続により，接続部がはずれる ・体位変換や移乗動作時に引っ張られてはずれる ・発汗や刺入部からの滲出液により固定テープが剥がれ，抜去に至る ・患者による自己抜去	・処置・ケア・移動時に確認．接続部をテープなどでとめる ・体位変換や移動を念頭においてゆとりをもたせた固定方法に工夫する ・防止のため患者・家族に説明
閉塞・開放忘れ	・排液・内容物によって閉塞 ・処置・ケアの際にクランプをし，その後開放を忘れる ・持続吸引器の電源はずれ，設定ミスなど	・定期的にミルキングを行う ・クランプの開放忘れがないよう処置・ケアの前後で指さし確認する ・移動前後に設定および電源を確認
感染	・体液や排泄物により刺入部が汚染され，逆行性に感染する ・汚染された手指による創部・ドレーン刺入部，排液ルート・排液バッグの取り扱いから感染する	・清潔ケアの励行 ・処置前後の手指衛生の遵守
疼痛	・ドレーンルートの神経・組織への接触 ・ドレーンルートの皮膚への圧迫	・縫合位置が適切か確認 ・皮膚に固定する際，ドレーンが皮膚に密着しないよう，皮膚保護剤をあらかじめ貼っておく

胸腔ドレナージ

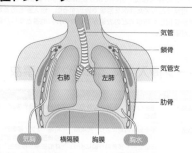

気管
鎖骨
気管支
右肺　左肺
肋骨
気胸　横隔膜　胸膜　胸水

1) **目的**

- 胸腔内に貯留した液体および空気を持続的に体外に排出する．胸腔内の
  モニタリングを行う

2) **適応**

- 胸腔内に液体が貯留する (胸部外傷，開胸術後，膿胸，肺・胸膜・縦郭
  の腫瘍など)
- 胸腔内に空気が貯留する (自然気胸，外傷性気胸，医原性気胸など)

3) **観察のポイント**

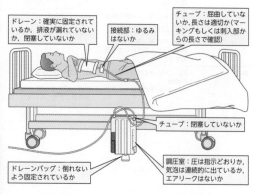

ドレーン：確実に固定されているか，排液が漏れていないか，閉塞していないか

接続部：ゆるみはないか

チューブ：屈曲していないか，長さは適切か (マーキングもしくは刺入部からの長さで確認)

チューブ：閉塞していないか

調圧室：圧は指示どおりか，気泡は連続的に出ているか，エアリークはないか

ドレーンバッグ：倒れないよう固定されているか

4）起こりやすい合併症

起こりやすい 合併症	要因	対応
緊張性気胸	・ドレーンやチューブの閉塞や回路などのトラブルによる脱気不良により発生する ・ドレーンの自己抜去により胸腔と外界が直接交通することにより発生する	・チューブの閉塞を解除する ・緊急脱気をする
肋間神経痛	・ドレーンやチューブが肋間神経に接触することにより発生する	・疼痛コントロールを医師とともに検討する
皮膚障害	・ドレーンやチューブが皮膚に圧迫固定されることにより生じる	・皮膚保護剤を使用し，固定する
皮下気腫	・吸引量よりエアリーク量が多いことにより発生	・ドレーンを追加もしくは先端を調整する
感染	・刺入部周囲の皮膚の汚染により逆行性に体腔内も汚染され発生する	・保清，消毒，皮膚保護剤の使用

三連ボトルシステム

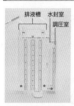

排液槽　水封室

調圧室

メラアクアコンフォート

> **POINT** 各ユニットの役割と留意点を理解する

・胸腔内は静止時約−5 cm H_2O の陰圧であるため，吸引をするには「−15〜−10 cm H_2O」の吸引圧をかける必要がある

・水封室：胸腔内と下界を遮断するための重要なユニット．ドレーンに接続する際，必ず蒸留水が封入されていることを確認する．空気のドレナージの場合はここに水泡となって排出されるのを目視できる．陽圧開放弁により患者に発生した陽圧を自動開放する

・調圧室：このユニットに入れる蒸留水の量で吸引圧を調整する．蒸留水を入れるとき，−20 hPa 以上を示す水は注水しないようにする．また，ここで確認される水泡はドレナージの水泡ではないため注意

・排液槽：胸腔からの排液を貯留する．排液量を計測できる

脳室ドレナージ

1) 観察のポイント

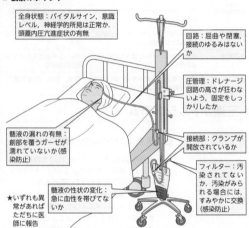

全身状態：バイタルサイン，意識レベル，神経学的所見は正常か．頭蓋内圧亢進症状の有無

回路：屈曲や閉塞，接続のゆるみはないか

圧管理：ドレナージ回路の高さが狂わないよう，固定をしっかりしたか

髄液の漏れの有無：創部を覆うガーゼが濡れていないか（感染防止）

接続部：クランプが開放されているか

フィルター：汚染されてないか，汚染がみられる場合には，すみやかに交換（感染防止）

髄液の性状の変化：急に血性を帯びてないか

★いずれも異常があればただちに医師に報告

2) 起こりやすい合併症

起こりやすい合併症	要因	対応
逆行性感染	・ドレーン刺入部およびルートより髄液が外部と交通して逆流することにより発生	・清潔操作を徹底する ・髄液の漏出がみられた際はすみやかに医師へ報告し，消毒・縫合などの処置を行う ・パックがあふれる前にすみやかに交換する ・移動の際，患者に近い側よりクランプする
低髄圧	・ドレナージ回路の圧設定間違いや落下，上部のフィルター汚染による閉塞，クランプ忘れに伴う髄液のオーバーフローにより発生	・吸引や体位変換，移動前には必ずクランプする ・処置の後に必ずゼロ点を修正する ・ドレナージ回路が落下しないよう鉗子やクリップなどで確実に固定する
水頭症	・ドレーンの閉塞，屈曲などにより髄液がドレナージされず，脳室内に髄液が過剰に停滞することにより発生	・チューブの屈曲などがないか確認し，原因が見当たらない場合は，医師に報告する

腹腔ドレナージ，肝胆管ドレナージ

1) 観察のポイント

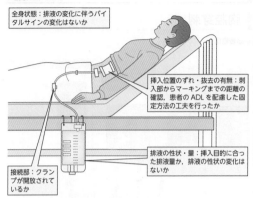

全身状態：排液の変化に伴うバイタルサインの変化はないか

挿入位置のずれ・抜去の有無：刺入部からマーキングまでの距離の確認，患者の ADL を配慮した固定方法の工夫を行ったか

排液の性状・量：挿入目的に合った排液量か，排液の性状の変化はないか

接続部：クランプが開放されているか

2) 肝胆管ドレナージの種類と留置位置

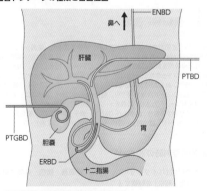

ENBD
鼻へ
肝臓
PTBD
胃
PTGBD
胆嚢
ERBD
十二指腸

ENBD	：内視鏡的経鼻胆道ドレナージ
ERBD	：内視鏡的胆道ステント*
PTBD	：経皮経肝胆道ドレナージ
PTGBD	：経皮経肝胆嚢ドレナージ

＊ ERBD は内瘻ドレナージのため，排液は消化管内に排出される

胸腔穿刺

● 必要物品

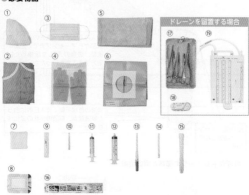

ドレーンを留置する場合

キャップ（①），滅菌ガウン（②），マスク（③），滅菌手袋（④），滅菌シーツ（⑤），滅菌穴あきシーツ（⑥），滅菌ガーゼ（⑦），吸収パッド付き絆創膏（⑧），局所麻酔薬（⑨），局所麻酔用注射薬（23G（⑩）），シリンジ（5 mL，10 mL（⑪），20 mL（⑫），50 mL），プラスチックカニューラ（⑬），穿刺針（留置針（⑭）またはアスピレーションキット），カテラン針（22〜23 G（必要時）），滅菌スピッツ（検体提出用（⑮）），排液用カップ，ポビドンヨード含浸綿棒（⑯），油性ペン，エコー，滅菌エコープローベカバー，滅菌ゼリー，三方活栓，延長チューブ，注射器材廃棄容器
※ドレーンを留置する場合：縫合セット（持針器，鑷子，鉗子）（⑰），縫合糸（シルクまたはナイロン糸（⑱）），縫合針，胸腔ドレーンバッグ（⑲），固定用テープ

POINT **胸腔穿刺時のポイント**

- 患者の状態（バイタルサイン，SpO_2，呼吸音，顔色，疼痛や息苦しさの有無・程度）を観察する
- 穿刺部の止血状態，排液の量・性状，スムーズに流出しているか観察する
- 持続的に排液している場合は，1時間ごと，または医師の指示に沿って定期的に観察する
- 安静やドレーンの取り扱いなどの注意事項の説明を行う
- 患者に異常がないことを確認する

腹腔穿刺

●必要物品

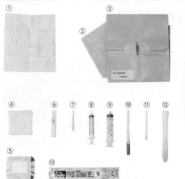

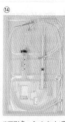

※アスピレーションキット：穿刺針、シリンジ、カテーテル、チューブなどのセット

滅菌手袋（①）、滅菌シーツ（②）、滅菌穴あきシーツ（③）、滅菌ガウン、マスク、キャップ、滅菌ガーゼ（④）、吸収パッド付き絆創膏（⑤）、局所麻酔薬（⑥）、局所麻酔用注射針〔23G（⑦）〕、シリンジ〔5mL、10mL（⑧）、20mL（⑨）、50mL〕、プラスチックカニューラ（⑩）、穿刺針〔留置針（⑪）〕またはアスピレーションキット（⑭）※〕、カテラン針〔22〜23G（必要時）〕、滅菌スピッツ〔検体提出用（⑫）〕、排液用カップ、ポビドンヨード含浸綿棒（⑬）、油性ペン、エコー、滅菌エコープローベカバー、滅菌ゼリー、三方活栓、延長チューブ、注射器材廃棄容器
※ドレーンを留置する場合：縫合セット（持針器、鑷子、鉗子）、縫合糸（シルクまたはナイロン糸）、縫合針、ドレーンバッグ、固定用テープ

POINT　腹腔穿刺時のポイント

- 患者の状態（バイタルサイン、呼吸状態、SpO_2、チアノーゼや息苦しさ、気分不快、疼痛の有無・程度）を観察する
- 穿刺部の止血状態、排液の量・性状、腹水の漏れなどを観察する
- 持続的に排液している場合は、1時間ごと、または医師の指示に沿って定期的に観察する
- 体位によって排液量が変化することがあるため、持続排液時は安静にするように説明する
- ドレーンの取り扱いなどの注意事項の説明を行う
- 腹痛や気分不快があればすみやかに看護師に伝えるように説明する

腰椎穿刺（ルンバール）

● 必要物品

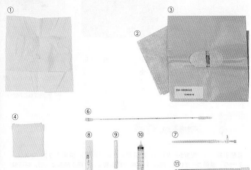

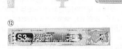

滅菌手袋（①），滅菌シーツ（②），滅菌穴あきシーツ（③），滅菌ガウン，マスク，キャップ，ゴーグル（フェイスシールド），滅菌ガーゼ（④），吸収パッド付き絆創膏（⑤），圧測定棒〔腰椎穿刺セットのマノメーター（⑥）〕，腰椎穿刺針〔21～23G，各1本（⑦）〕，局所麻酔薬（⑧），プラスチックカニューラ，局所麻酔用注射針〔23G（⑨）〕，シリンジ10mL〔1～2本（⑩）〕，滅菌スピッツ〔数本（⑪）〕，ポビドンヨード含浸綿棒（⑫），油性ペン，注射器材廃棄容器

> **POINT** 腰椎穿刺時のポイント

- 患者の状態（バイタルサイン，頭蓋内圧の低下による頭痛や悪心，めまい，下肢のしびれの有無・程度）を観察する
- 穿刺部の滲出液の量・性状を観察する
- 頭蓋内圧の急激な低下を避けるため，医師の指示のもと，検査後1～4時間は頭部を水平にした仰臥位で安静臥床を保ってもらうよう説明する
- 頭痛予防のため，水分を多く摂取するよう説明する
- 水分摂取が困難な場合は，医師に輸液の指示を確認する

骨髄穿刺

●必要物品

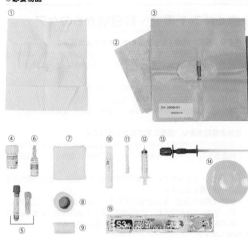

滅菌手袋（①），滅菌シーツ（②），滅菌穴あきシーツ（③），滅菌ガウン，マスク，キャップ，ホルマリン入り検体容器〔検体ラベルを貼付しておく（④）〕，検体容器（⑤），ノボヘパリンナトリウム注射薬5,000単位〔必要時（⑥）〕，スポイト（必要時），滅菌ガーゼ（⑦），絆創膏（⑧），枕子（⑨），吸収パッド付き絆創膏，局所麻酔薬（⑩），プラスチックカニューラ，局所麻酔用注射針〔23 G（⑪）〕，シリンジ5 mL〔1～2本（⑫）〕，骨髄穿刺針〔15 G（⑬）〕1本，骨生検を行う場合は骨生検針1本，時計皿〔検査時に使用（⑭）〕，ポビドンヨード含浸綿棒（⑮），注射器材廃棄容器

> **POINT** 骨髄穿刺時のポイント
>
> ・患者の状態（バイタルサイン，疼痛の有無・程度など）を観察する
> ・穿刺部の止血状態を観察する
> ・穿刺部の滲出液の量・性状を観察する
> ・穿刺部の感染の有無を観察する
> ・安静や飲食，入浴などの注意事項の説明を行う
> ・患者に異常がないことを確認する

131

看取り時のケア

▶ 亡くなる1週間〜数日前からのケア

1) 不必要な検査や治療，看護処置を中止するまたは見直す

- 患者の安楽を最優先とする．患者に負担をかける検査や治療，看護処置（下記）の必要性について検討し，不必要なものは中止または見直す

☐ 検査：定期的な血糖測定，血液検査，X線撮影，など
☐ 治療：輸液，抗菌薬などの投与，など
☐ 看護処置：定期的なバイタルサインの測定，吸引，体重測定，など

2) 苦痛の緩和を図り，安楽に過ごせるようにする

- ほぼ寝たきりの状態となるため，同一部位に圧迫がかかりやすくなる．褥瘡予防のマットレスを使用したり，小さな体位変換を行い，圧迫を回避する
- チューブ・ライン類による皮膚の圧迫がないか確認し，圧迫があればそれらの位置を変更する
- 部屋の温度や湿度，明るさなどが適切か確認する．また，足音や話し声，ワゴンの操作時の音，ドアの開閉など，看護師自身の動作によって不必要な音をできるだけ発生させないように留意する

3) 家族へのケア

- 心配や不安なこと，相談したいことがあれば，看護師にいつでも声をかけるように説明し，家族の心情に配慮する
- 家族が看取りのイメージをもてず，不安に感じている場合には，説明用のパンフレット〔例：「看取りのパンフレット―これからの過ごし方について」（緩和ケア普及のための地域プロジェクト）〕などを活用するとよい
- 家族は患者のために何かしてあげたいという気持ちをもつことが多い．手足をやさしくマッサージする，患者のお気に入りの音楽を流す，口唇を水や好きな飲み物でやさしく湿らすなど，ケアへの参加ができるように配慮する

▶ 死期が迫った時期のケア

1) 身体徴候や症状への理解を促し，不安を軽減する

- 死亡48時間以内にみられる身体徴候や症状（次頁表）は，自然な経過のなかで起こるものであると家族に伝え，不安や動揺の軽減を図る
- 家族は特に死前喘鳴に対して不安をもつ場合が多い．死前喘鳴への対応として，体位を工夫する（顔を横に向ける，ギャッチアップするなど），口腔内の分泌物を除去するなどし，必要に応じて輸液の減量や薬剤（抗コリン薬）投与を検討する

意識	・1日中，反応が少なくなってくる ・身の置きどころがないかのように，手足や顔などをばたばたさせるようになる
循環	・脈拍の緊張が弱くなり，確認が難しくなってくる ・血圧が低下してくる ・手足が冷たくなってくる
呼吸	・唾液や分泌物が咽頭や喉頭に貯留し，呼気時にゴロゴロと不快な音を立てる（死前喘鳴）
皮膚	・手足にチアノーゼが認められる ・冷汗が出現する ・顔の相が変わる（顔色が変わる）

（池永昌之：死が近づいてから死亡までの病態と症状緩和，柏木哲夫，今中孝信監：死をみとる1週間，p25, 医学書院，2002 を一部改変）

2）臨終時に必要な準備をする

・臨終の場に立ち会いたい人の名前や連絡先，到着までの時間などを確認する。また，臨終後に故人に着せたい衣服などの準備，退院時の寝台車の手配，葬儀に関することが，家族内で事前に検討されているかも確認する

3）家族へのケア

・家族はこの時期には看病で心身が疲弊していることも多い。食事や休息・睡眠がとれているかを確認し，必要に応じて，別室で休むことや他の家族メンバーと交代することを提案したり，患者の状態が安定しているときに休息をとるように声をかけたりするようにする

医師による死亡確認後の援助

1）故人の外観とベッド周囲を整える

・医療機器（輸液ポンプ，パルスオキシメーターなど），酸素マスク，膀胱留置カテーテル，チューブ類，氷枕，体位変換用の枕などを取り外し，故人の衣類や体位を整える
・故人の眼をなでるようにして閉じ，口も閉じる。開口してしまう場合には，下顎を引き，タオルで支える
・ベッドのシーツや掛物に汚れがある場合には交換し，ベッド周囲を整える

2）お別れが十分にできる環境を整える

・お別れのための身支度ができたら，医療スタッフはしばらく退室し，故人と家族がお別れの時間（目安は15〜30分程度）をもてるようにする。その際，お別れがすんだところでナースコールなどで知らせるように説明しておく
・家族が故人とお別れをしている間，死後の処置の準備，死亡診断書の確認，荷物の整理，退院手続きなどの事務手続きを行う

臨床検査基準値①

尿検査

尿蛋白	定性：陰性 定量：0.15 g/ 日（または g/gCr）未満
尿潜血反応	陰性（感度 0.015～0.062 mg/dL ヘモグロビン）
尿比重	1.006～1.030
尿浸透圧	100～1,300 mOsm/kgH$_2$O
尿沈渣 （400 倍 /1 視野）	赤血球：1 個以下 白血球：4 個以下 細菌：少数 上皮細胞（扁平）：少数 円柱（硝子）：1 個以下
尿中ケトン体	陰性（アセト酢酸として 15 mg/dL 以下）
尿中ビリルビン	陰性（感度 0.8 mg/dL）
尿糖	定性：陰性（感度 0.1 g/dL 未満） 定量：0.029～0.257 g/ 日

血球数算定

赤血球数 (RBC)	男性：427～570 × 10^4/ μL 女性：376～500 × 10^4/ μL
ヘマトクリット (Ht)	男性：39.8～51.8% 女性：33.4～44.9%
血色素量〈ヘモグロビン〉 (Hb)	男性：13.5～17.6 g/dL 女性：11.3～15.2 g/dL
血小板数 (Plt)	自動血球計数器：15～35 × 10^4/ μL（静脈血） 視算法（直接法）：14～34 × 10^4/ μL（毛細管血）
白血球数 (WBC)	4,000～8,000/ μL（静脈血）

電解質・金属

血清ナトリウム (Na)	135～149 mEq/L
血清カリウム (K)	3.6～5.0 mEq/L
血清カルシウム (Ca)	8.5～10.5 mg/dL
血清鉄 (Fe)	男性：64～187 μg/dL 女性：40～162 μg/dL
血清塩素〈クロール〉(Cl)	96～108 mEq/L
血清マグネシウム (Mg)	1.8～2.4 mEq/L
血清リン (P)	2.4～4.3 mg/dL

蛋白・窒素成分・胆汁色素	
血清総蛋白 (TP)	6.5～8.0 g/dL
血清アルブミン (Alb)	3.8～5.2 g/dL
プレアルブミン (PA)〔トランスサイレチン (TTR)〕	21～43 mg/dL
レチノール結合蛋白 4 (RBP4)	男性：3.4～7.7 mg/dL 女性：2.2～6 mg/dL
トランスフェリン (Tf)	男性：190～300 mg/dL 女性：200～340 mg/dL
血清蛋白分画	アルブミン (Alb)：60.5～73.2% α_1-グロブリン：1.7～2.9% α_2-グロブリン：5.3～8.8% β-グロブリン：6.4～10.4% γ-グロブリン：11～21.1%
血中尿素窒素 (BUN)	9～21 mg/dL
尿中尿素窒素 (UN)	4～13.8 g/ 日 (蓄尿)
血清尿酸 (UA)	男性：3～7 mg/dL 女性：2～7 mg/dL
血清クレアチニン (Cr)	男性：0.65～1.09 mg/dL 女性：0.46～0.82 mg/dL
ビリルビン 　総ビリルビン 　間接ビリルビン 　直接ビリルビン	0.2～1.2 mg/dL (酵素法, 比色法) 0～0.8 mg/dL (酵素法, 比色法) 0～0.4 mg/dL (酵素法, 比色法)
トロポニン T	ECLIA：0.10 ng/mL 以下 簡易測定キット：陰性 (0.1 ng/mL 未満)
トロポニン I	IEMA：0.09 ng/mL 以下 ドライケミストリー：0.5 ng/mL 未満
心房性ナトリウム利尿ペプチド (ANP)	10～43 pg/mL
脳性ナトリウム利尿ペプチド (BNP)	18.4 pg/mL 以下

POINT アセスメントに役立つデータの読み方

- 炎症の有無や程度は WBC と CRP をあわせて確認するが, WBC が細菌感染などの侵襲が加わるとただちに上昇するのに対し, CRP は 6～12 時間遅れて上昇し, 正常化する. これを念頭においたうえでデータを読み, 抗菌薬の効果を確認する
- Alb は TP とともに栄養状態の評価に用いられるが, 出血, 毛細血管の浸透圧増加, 腎からの排泄過剰, 大量輸血後などは値が低下することがある. そのため, PA, RBP4, Tf の値をあわせて栄養状態を評価する
- 出血などによる Hb の低下に対して赤血球液 (RBC) の輸血が行われるが, それによりどれだけ Hb が上昇するかを「予測 Hb 上昇 (g/dL)＝投与 Hb(g)/循環血液量 (dL)」(※循環血液量＝体重×0.7 dL) の式にあてはめて予測しておく. RBC 2 単位 (280 mL) には 53 g の Hb が含まれ, 例えばこれを体重 50 kg の人に輸血すると, Hb は 1.5 g/dL, 4 単位では 3.0 g/dL の上昇が見込まれる. 輸血後は, Hb が目標値まで上昇したかを確認する

臨床検査基準値②

糖代謝

血糖 (グルコース, BS)	(空腹時血漿血糖) 70〜110 mg/dL
糖負荷試験 (75 g OGTT)	負荷前血糖値：110 mg/dL 未満 負荷後 2 時間血糖値：140 mg/dL 未満
ヘモグロビン A1c (HbA1c)	4.6〜6.2% (NGSP)
インスリン (IRI)	5〜15 µU/mL (空腹時)

免疫・炎症

C 反応性蛋白 (CRP)	0.3 (〜0.6) mg/dL 以下
免疫グロブリン (Ig)	IgG：739〜1,649 mg/dL IgA：107〜363 mg/dL IgM：46〜260 mg/dL IgD：2〜12 mg/dL IgE：250 IU/mL 未満 (RIST), 0.34 PRU/mL 未満 (RAST)
プロカルシトニン (PCT)	0.05 ng/mL 未満

脂質

総コレステロール値 (T-chol)	130〜220 mg/dL
HDL コレステロール (HDL-C)	40〜65 mg/dL
LDL コレステロール (LDL-C)	60〜140 mg/dL
中性脂肪 (トリグリセリド, TG)	50〜150 mg/dL

血液ガス分析

動脈血 pH	7.38〜7.41
動脈血二酸化炭素分圧 ($Paco_2$)	36〜44 mmHg
動脈血酸素分圧 (Pao_2)	80〜100 mmHg
動脈血酸素飽和度 (Sao_2) 経皮的動脈血酸素飽和度 (Spo_2)	ともに 96% 以上 (96〜99%)
血漿 HCO_3^- 濃度	24 ± 2 mEq/L
塩基過剰 (BE)	− 2〜2 mEq/L
アニオンギャップ (AG)	12 ± 2 mEq/L

酵素・ビタミン

アスパラギン酸アミノトランスフェラーゼ (AST)	11〜33 IU/L
アラニンアミノトランスフェラーゼ (ALT)	6〜43 IU/L
コリンエステラーゼ (ChE)	200〜450 U/L
乳酸脱水素酵素 (LDH)	120〜245 IU/L
アルカリホスファターゼ (ALP)	80〜260 IU/L
クレアチンキナーゼ (CK)	男性：57〜197 IU/L 女性：32〜180 IU/L
クレアチンキナーゼ-MB (CK-MB)	25 IU/L/37℃ 以下 (免疫阻止-UV 法) 5 ng/mL 以下 (CLIA)
アミラーゼ (Amy)	60〜200 IU/L
ビタミン	ビタミンA (レチノール)：30〜80 μg/dL (1.05〜2.80 μmol/L) ビタミンD (1,25-ジヒドロキシビタミンD₃)：20〜60 pg/mL ビタミンE (トコフェロール)：0.5〜1.1 mg/dL ビタミンK (フィロキノン)：0.13〜1.19 ng/mL ビタミンB₁ (チアミン)：20〜50 ng/mL ビタミンB₂ (リボフラビン)：66〜111 ng/mL ニコチン酸 (ナイアシン)：2.9〜7.1 μg/mL ビタミンB₆ (ピリドキシン)：4〜17 ng/mL ビタミンB₁₂ (コバラミン)：260〜1,050 pg/mL 葉酸：4.4〜13.7 ng/mL パントテン酸：0.2〜1.8 μg/mL ビオチン：292〜1,049 pg/mL ビタミンC (アスコルビン酸)：0.55〜1.5 mg/dL

凝固・線溶系

プロトロンビン時間 (PT)	凝固時間：11〜13 秒 INR：0.9〜1.1 プロトロンビン比：0.85〜1.15 プロトロンビン活性：80〜120%
フィブリノゲン	200〜400 mg/dL
フィブリン/フィブリノゲン分解産物 (FDP)	10 μg/mL 未満 (total-FDP) (血清)
プラスミノゲン (PLG)	80〜120% (活性) 9.1〜14.5 mg/dL (ラテックス凝集)
活性化部分トロンボプラスチン時間 (APTT)	25〜40 秒
赤血球沈降速度 (赤沈, 血沈：ESR)	成人男性：2〜10 mm/ 時 成人女性：3〜15 mm/ 時
Dダイマー	0.5 μg/mL 以下
アンチトロンビンⅢ (AT Ⅲ)	80〜130% (活性) 25〜35 mg/dL (LPIA)

注意が必要な注射薬

溶解・希釈・混注に注意したい主な注射薬

一般名 商品名	投与方法・注意点
含糖酸化鉄 フェジン®静注 40 mg	電解質が含まれる生理食塩液を混合すると沈殿が生じる。10～20％のブドウ糖注射液で 5～10 倍希釈して使用する。この方法以外の製剤で希釈すると、pH の変化や電解質、酸化還元を促進する物質などの影響により遮蔽した鉄イオンが多量に生じ、発熱、悪心、嘔吐の原因となるため、取り扱いに注意
カルペリチド（遺伝子組換え） ハンプ®注射用 1000	はじめに 5 mL の注射用水で溶解、次いで 5％ ブドウ糖液、生理食塩液などで希釈。他剤との混合で白濁・結晶化をきたすため単独ルートでの投与が望ましい
エリスロマイシンラクトビオン酸塩 エリスロシン®点滴静注用 500 mg	はじめに注射用水 10 mL で溶解、次いで 5％ ブドウ糖液、生理食塩液などで希釈（このとき低張になるため注射用水を用いていない）して投与
エポプロステノールナトリウム 静注用フローラン® 0.5・1.5 mg	専用溶解液のみを使用。他の薬剤と混合せず、単独投与
ジアゼパム ホリゾン®注射液 10 mg, セルシン®注射液 5 mg	水に溶けにくい有機溶媒基剤であるため、他の薬剤と混合しない。浸透圧比約 30 と高張でもあるため、末梢静脈路から投与する際には血管痛・静脈炎が発現しやすい。できる限り緩徐に投与し、静脈路の状態も観察
アムホテリシン B ファンギゾン®注射用 50 mg	10 mL の注射用水または 5％ ブドウ糖液で溶解。溶液が透明になるまでゆっくり振盪。この溶液をさらに 5％ ブドウ糖液で 500 mL 以上に希釈して投与
セフトリアキソンナトリウム水和物 ロセフィン®静注用 1 g, ロセフィン®点滴静注用 1 g バッグ（セフェム系抗菌薬）	カルシウムを含有する注射薬または輸液と混合すると難溶性塩を生成する。細胞外液補充液のリンゲル液にはカルシウムが含まれるため、側管から投与する場合は主管の輸液内も確認
カルバペネム系抗菌薬 チエナム®、カルベニン®、メロペン®、オメガシン®、フィニバックス®	100 mL 以上の生理食塩液または 5％ ブドウ糖液で溶解。溶解後はすみやかに投与を開始し、30 分以上かける。アミノ酸製剤との併用で薬効の低下をまねくため、ラインを変えるか、前後に生食フラッシュをし、単独投与する。静脈炎を発現しやすいため、静脈路の状態も観察
ダントロレンナトリウム水和物 ダントリウム®静注用 20 mg	注射用水のみで溶解。原則として単独ルートで投与する。pH 9.5 のアルカリ製剤であるため、可能な限り CV や PICC などの深部静脈から投与

副作用に注意が必要な主な注射薬

一般名 商品名	投与方法・注意点
ジゴキシン ジゴシン®注 0.25 mg	ジギタリス中毒の出現に注意. すでにジギタリス中毒症状, 洞房ブロック, 閉塞性心筋疾患, 房室ブロックが出現している患者には禁忌. 解熱・鎮痛・消炎薬, 強心薬, 不整脈用薬, β遮断薬, カリウム排泄型利尿薬, カルシウム拮抗薬など多くの薬剤において併用による相互作用からジギタリス中毒をきたしやすくなることが報告されているため注意
アミオダロン塩酸塩 アンカロン® 注 150	致死的不整脈に対し, 難治性かつ緊急を要する場合に刺激伝導系の異常な電気の流れを鎮める効果をもつ. その反面, QT延長など新たな不整脈や間質性肺炎, 肺線維症など重篤な副作用に注意が必要
プロポフォール プロポフォール 1% 静注, 1% ディプリバン®注	手術・処置の麻酔や人工呼吸中の鎮静に使用. 気道確保, 酸素吸入, 人工呼吸, 循環管理, モニタリングの準備が必要. 投与中は, プロポフォール注入症候群 (心電図変化, 徐脈, ショック, 代謝性アシドーシス, 横紋筋融解症, 高カリウム血症, 心不全, 脂質異常症など) の出現に注意. 添加物にダイズ油が使われていることから, 大豆アレルギーのある場合, また, 小児への安全性は確立されておらず使用は禁忌. 脂肪乳剤のため汚染されると細菌が増殖し, 重篤な感染症が起こるおそれがある. 清潔な取り扱いを行い, 12 時間を超えて投与する場合は, 新たな注射器, チューブ類および本剤を使用
アセトアミノフェン アセリオ® 静注液 1000 mg	鎮痛・解熱作用があり, 1 日総量として, 鎮痛目的では4,000 mg, 解熱目的では 1,500 mg を限度とし, 使用量が異なる. いずれも重篤な副作用に肝障害があり, 高用量での長期投与, アルコール多量常飲者, 絶食・低栄養状態・摂食障害などによるグルタチオン欠乏, 脱水症状のある場合は肝障害が現れやすくなるため注意. その他, 消化性潰瘍, 出血傾向に注意

前後に生食フラッシュの必要がある薬剤

アルカリ製剤は他剤との混注で白濁・結晶化する. 必ず指定溶液で溶解し, 単独投与, 投与前後に生食フラッシュをする.

一般名 (商品名)

オメプラゾールナトリウム (オメプラゾール®注用 20) pH 9.5～11
※ 5%ブドウ糖液でもフラッシュ可能

カンレノ酸カリウム (ソルダクトン®静注用 100・200 mg) pH 9～10
※ 5%ブドウ糖液でもフラッシュ可能

フロセミド (ラシックス®注 20・100 mg) pH 8.6～9.6

フェニトインナトリウム (アレビアチン®注 250 mg) pH 12
必ず生理食塩液に溶解. 浸透圧比 29 と高張液でもあるため, 末梢静脈路からの投与では血管痛・静脈炎を発現しやすい. 1 時間ほどかけて投与

チオペンタールナトリウム (ラボナール®注射用 0.3・0.5 g) pH 10.2～11.2
必ず注射用水で溶解. 末梢静脈路から投与すると静脈炎をきたす. CV や PICC などの深部静脈路から投与する. 気道確保, 酸素吸入, 人工呼吸, 循環管理, モニタリングが必要

抗血栓薬（抗血小板薬，抗凝固薬）

基本事項

1）適応

予防が必要な主な血栓症，脳梗塞，心筋梗塞，肺塞栓症，深部静脈血栓症，播種性血管内凝固症候群（DIC）など

2）抗血小板薬と抗凝固薬の違い

[抗血小板薬]

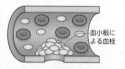

血小板による血栓が病的に形成されるのを抑える．血小板による血栓は白色血栓と呼ばれ，動脈性の血栓症で多くみられる

[抗凝固薬]

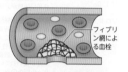

フィブリン網による血栓が病的に形成されるのを抑制する．フィブリン網による血栓は赤色血栓と呼ばれ，静脈性や心原性の血栓症で多くみられる

主な抗血小板薬の特徴

一般名 （主な商品名）	投与方法	主な適応	副作用	備考
アスピリン （バイアスピリン®，アスピリン）	経口	虚血性心疾患，虚血性脳血管障害	消化管障害（胃炎，胃部不快感），血腫，網膜出血，発疹	内服後，すみやかに血中濃度が上昇し，効果は7～10日間まで持続．術前の休薬期間®の目安は7～14日
クロピドグレル （プラビックス®）		虚血性脳血管障害，虚血性心疾患，末梢動脈疾患	皮下出血，鼻出血，貧血，肝機能障害，黄疸，発疹	内服後，数時間で血中濃度がピークとなり，効果は7～10日間まで持続．術前の休薬期間の目安は7～14日
シロスタゾール （プレタール®）		慢性動脈閉塞症，虚血性脳血管障害	頭痛，動悸，頻脈，狭心症	内服後3時間で効果が発現．内服中止から48時間で効果が消失．術前の休薬期間の目安は3日

※：抗血栓薬（抗血小板薬，抗凝固薬）を投与している場合，術中の止血が困難となるため，出血リスクの高い術前には各剤の半減期に合わせた休薬期間が設けられる

主な抗凝固薬の特徴

一般名 (主な商品名)	投与 方法	主な適応	副作用	備考
ヘパリンナトリウム, ヘパリンカルシウム	静注, 皮下注	血栓塞栓症 (静脈血栓症, 虚血性心疾患, 肺塞栓症, 虚血性脳血管障害など), DIC	出血, 血小板減少, ショック, アナフィラキシー	作用は速効性. 半減期は0.7~2時間(静注), 2~4時間(皮下注) ※※
ワルファリンカリウム (ワーファリン)	経口	血栓塞栓症 (静脈血栓症, 虚血性心疾患, 肺塞栓症, 虚血性脳血管障害など)	出血(皮下, 鼻, 歯肉など), 血尿, 皮膚壊死	血中濃度のピークは0.5~1時間で, 半減期は4~5日 ※※※. 術前の休薬期間の目安は3~5日
エドキサバン (リクシアナ※)		静脈血栓塞栓症, 心房細動における虚血性脳血管障害および全身性塞栓症の発症抑制	出血(皮下, 創傷, 鼻など), 血尿, 肝機能障害	血中濃度のピークは1~2時間で, 半減期は6~11時間. 術前の休薬期間の目安は1日以上(リスクに応じて判断)
アピキサバン (エリキュース※)			出血(鼻, 歯肉, 結膜など), 血尿, 血腫, 貧血, 肝機能障害	血中濃度のピークは1~4時間で, 半減期は8~15時間. 術前の休薬期間の目安は1~2日以上
リバーロキサバン (イグザレルト※)			出血(皮下, 創傷, 鼻など), 血尿, 肝機能障害	血中濃度のピークは2~4時間で, 半減期は5~9時間. 術前の休薬期間の目安は1日以上

※※：ヘパリンの「作用発現が早く, 作用持続時間は短い」という特徴を利用して, 術前に, もともと内服している抗凝栓薬をヘパリンに置き換え, 抗凝栓薬の休薬期間をできるだけ短縮し, 血栓塞栓症のリスクを低くすることをヘパリン置換という

※※※：ワルファリンの半減期は投与量により大きく異なる

索引

145